うつ病の薬理

―― 脳科学研究の成果 ――

樋口 輝彦 編著
国立精神・神経センター国府台病院・院長

株式会社 新興医学出版社

序　文

　うつ病の有病率は4％とも6％とも言われる。今日のようなストレス社会においては，うつ病の増加は終息の気配をみせない。わが国の自殺者の数がとうとう3万人を超えたという報道もうつ病の増加と連動している。このようにポピュラーな現代病でありながら，その原因，病態の解明は思うにまかせなかった。

　その理由はいくつもあると思われるが，身体疾患に比べてモデルが作成されにくい，直接脳をしらべる方法が限られる，脳の機能と心理・社会的側面の両面を持つために複雑であるといったことが関係していると思われる。

　アプローチの仕方を生物学的方法論に限った場合，歴史的に大きく三つのアプローチがなされてきた。そのひとつは薬理学的アプローチであり，二つ目はうつ病の患者を対象とした生物学的臨床研究であり，三つ目は動物モデルの開発であった。

　薬理学的アプローチとは，1950年代に抗うつ薬として偶然発見されたイミプラミンやMAO阻害剤の作用機序を解明すれば，うつ病の病態あるいは病因につながる道を発見できるという考え方に立脚している。このアプローチは神経の情報伝達に関する基礎的研究が進展するのと平行して進められ，いくつかの有力な仮説を生み出してきた。特に，最近の分子生物学的方法論の進歩により，抗うつ薬の薬理学は新たな段階を迎えるに至っている。

　われわれは平成9年度からの3年間，厚生省厚生科学研究（脳科学）の研究費を得て，抗うつ薬の薬理機序の解明を目指す新しいアプローチに取り組んだ。方法論は抗うつ薬の慢性投与が従来の情報伝達系に関わる様々な機能にいかなる変化を引き起こすかという言わば順行型の方法論に加えて，最近急速に発展してきた遺伝子レベルの変化を捉えて，逆行的に新規蛋白を見いだそうとする方法論を取り入れた。本書はわれわれ脳科学研究班「うつ病の発症機序と治癒機転の分子生物学的研究」の3年間の研究の現時点でのまとめである。できるだけ多くの方々にこの領域の研究を理解していただきたいと思い，可能な限り平易に解説することを心掛けたつもりであるが，読み返してみるとまだまだ消化できていないところも多く，初期の意図が十分達成できていないのは残念であるが，研究の流れをご理解いただくことは可能であると信じている。

　一日も早くうつ病の病因・病態が解明され，根治的な治療法が解明され，この病気に苦しむ多くの方々に福音がもたらされることを願い，またそのための研究が今後さらに発展することに本書が少しなりとも役立つことを願って巻頭のことばを締めくくらせていただく。

平成13年2月

樋　口　輝　彦

編著者

樋口　輝彦（国立精神・神経センター国府台病院・院長）

執筆者一覧

第1章

小澤　寛樹（札幌医科大学医学部神経精神医学教室・助教授）
山口　高史（札幌医科大学医学部神経精神医学教室）
山田　真吾（札幌医科大学医学部神経精神医学教室・助教授）
長栄　　洋（札幌医科大学医学部神経精神医学教室・助教授）
土岐　　完（札幌医科大学医学部神経精神医学教室・助教授）
斎藤　利和（札幌医科大学医学部神経精神医学教室・教授）

第2章

森信　　繁（広島大学医学部神経精神医学教室・助教授）
藤巻康一郎（滋賀医科大学分子神経科学センター細胞動態研究部門）
高橋　　淳（滋賀医科大学精神医学教室）
田中　和秀（滋賀医科大学精神医学教室）
菅原　幸子（山形大学医学部薬理学教室）

第3章

加賀谷有行（広島大学医学部神経精神医学教室）
山脇　成人（広島大学医学部神経精神医学教室・教授）

第4章

木内　祐二（昭和大学薬学部病態生理学・教授）
小口　勝司（昭和大学医学部第一薬理学・教授）

第5章

山田　光彦（昭和大学附属烏山病院精神神経科・講師）
上島　国利（昭和大学医学部精神医学教室・教授）

第6章

樋口　輝彦（国立精神・神経センター国府台病院・院長）

第7章

本橋　伸高（国立精神・神経センター武蔵病院・部長）

目次

I うつ病の病態

第1章 脳情報伝達系の視点から死後脳研究は何をあきらかにしたか？ ……3
1. 気分障害の成因仮説の流れ …………………………………………………3
2. G蛋白質関連神経伝達と気分障害 …………………………………………3
3. 気分障害における脳情報伝達機能障害の可能性 …………………………6
   a. 薬理学的根拠 ……………………………………………………………6
   b. 抗うつ薬とG蛋白質 ……………………………………………………7
   c. リチウム（気分安定薬）とG蛋白質 …………………………………7
4. 気分障害の脳情報伝達系に関する死後脳研究 ……………………………8
   a. ブレインバンクとは ……………………………………………………8
   b. 単極性うつ病死後脳でのcAMP関連情報伝達系の変化 ……………9
   c. 単極性うつ病死後脳でのイノシトール脂質代謝関連情報伝達系の変化 …13
5. 気分障害の2次メッセンジャー不均衡仮説 ………………………………14
6. 気分障害と慢性分裂病 ………………………………………………………17
   a. 抗うつ薬のPLC系への影響 …………………………………………17

第2章 抗うつ薬の作用機序 －分子神経薬理的アプローチの成果－ ……26
1. 抗うつ薬によるラット脳内遺伝子発現への調節作用 ……………………27
2. ストレス性精神障害を引き起こす原因遺伝子の研究 ……………………28
3. 転写因子cAMP response element binding protein（CREB）のリン酸化機能と
   ストレス性精神障害発症機序への関与の可能性について …………………29
4. リン酸化CREBの脱リン酸化機能とストレス性精神障害発症機序への関与の
   可能性について ………………………………………………………………32
5. ストレス・抗うつ薬によるCREBリン酸化－脱リン酸化バランスへの影響 ……34

第3章 うつ病の病態とカルシウム ……………………………………………40
1. 感情障害における病態 ………………………………………………………40
   a. うつ病とセロトニン ……………………………………………………40
   b. うつ病とセロトニン-2A受容体 ………………………………………41
   c. 感情障害患者における細胞内カルシウム動員系 ……………………42
   d. 治療後の感情障害患者の血小板におけるカルシウム反応 …………43
   e. うつ病と視床下部－下垂体－副腎皮質機能 …………………………43

f．感情障害とカルシウムチャンネル阻害薬 …………………………………43
　2．感情障害の病態生理に関する基礎研究 …………………………………………44
　　　a．実験動物を使ってセロトニン-2A受容体機能亢進を再現してみよう ……44
　　　b．ストレスと細胞内カルシウム …………………………………………………45
　　　c．抗うつ薬と細胞内カルシウム …………………………………………………47
　　　d．リチウムと細胞内カルシウム …………………………………………………48
　3．おわりに－たかがカルシウム，されどカルシウム ……………………………49

第4章　抗うつ薬の作用機序 ……………………………………………………………52
　1．抗うつ薬の種類 ………………………………………………………………………52
　2．抗うつ薬の薬理作用 …………………………………………………………………52
　3．抗うつ薬の作用機序 …………………………………………………………………55
　　　a．モノアミン仮説 …………………………………………………………………55
　　　b．受容体仮説 ………………………………………………………………………56
　　　c．細胞内情報伝達仮説 ……………………………………………………………59
　　　d．抗うつ薬の奏効機転に関連した新規分子の探求 ……………………………60
　　　e．ストレスへの不適応と抗うつ作用 ……………………………………………60
　4．抗うつ薬の標的蛋白としてのモノアミントランスポーター ………………………63
　　　a．モノアミントランスポーター機能のリン酸化を介する調節機序 …………64
　　　b．性格・精神疾患とモノアミントランスポーター ……………………………66

II　うつ病の治療

第5章　うつ病治癒機転の解明とゲノム創薬研究 ……………………………………73
　1．ヒトゲノム解析と精神医学研究 ……………………………………………………73
　　　a．ヒトゲノム計画 …………………………………………………………………73
　　　b．精神疾患に対するオーダーメード医療の可能性 ……………………………74
　　　c．ゲノム情報を利用したリバース・ファーマコロジーの可能性 ……………76
　　　d．高次精神機能調節の三つの階層とうつ病研究 ………………………………77
　2．新しい薬理作用を有する抗うつ薬のゲノム創薬戦略 ……………………………78
　　　a．理想的抗うつ薬の条件 …………………………………………………………78
　　　b．抗うつ薬創薬の歴史と今後の課題 ……………………………………………79
　　　c．新規治療ターゲットの発見による合理的創薬戦略 …………………………81
　　　d．うつ病の病態と発症脆弱性因子の解明 ………………………………………82
　　　e．うつ病の治癒機転に関与する因子の発見 ……………………………………83
　3．新規抗うつ薬のゲノム創薬プロジェクト …………………………………………84
　　　a．プロジェクトの全体構想 ………………………………………………………84

b．現在までの具体的研究成果 ……………………………………………………85
　　c．抗うつ薬関連遺伝子としてのHSC 49の発見 …………………………………86
　　d．抗うつ薬関連候補遺伝子をスポットしたADRG microarrayの開発 …………87

第6章　これからの抗うつ薬 …………………………………………………………91
1．新規抗うつ薬に求められる条件 ………………………………………………91
2．モノアミン系に影響する新規抗うつ薬 ………………………………………92
　　a．ノルアドレナリン選択的再取り込み阻害薬 ……………………………93
　　b．SNRI ………………………………………………………………………93
　　c．カテコラミン受容体に直接作用する薬剤 ………………………………93
　　d．5-HT$_{1A}$受容体アゴニスト，アンタゴニストの抗うつ薬としての可能性は薄い？ …95
　　e．5-HT$_2$受容体アンタゴニスト ……………………………………………95
　　f．RIMAs（Reversible Inhibitors of Monoamine Oxidase A）………………95
3．モノアミン系以外の作用機序が想定される新規抗うつ薬 …………………96
　　a．ニューロペプタイド関連薬剤 ……………………………………………96
　　b．後シナプスの受容体以後の情報伝達系への作用薬 ……………………97

第7章　電気けいれん療法とTMS ……………………………………………………100
1．ECTの歴史と改良 ……………………………………………………………100
2．うつ病に対するECTの臨床効果 ……………………………………………101
3．ECTの作用機序 ………………………………………………………………101
　　a．神経化学および分子生物学的研究 ………………………………………102
　　b．ECTと脳機能 ……………………………………………………………103
　　c．ECTの作用機序の仮説 …………………………………………………104
4．TMSの歴史と原理 ……………………………………………………………106
5．うつ病に対するTMSの臨床効果 ……………………………………………107
　　a．単発刺激 …………………………………………………………………107
　　b．反復刺激 …………………………………………………………………107
　　c．有害事象 …………………………………………………………………107
6．TMSの作用機序 ………………………………………………………………108
7．迷走神経刺激（vagal nerve stimulation, VNS）………………………………109
　　a．VNSの実際 ………………………………………………………………109
　　b．難治性うつ病に対するVNS ……………………………………………109
　　c．VNSの作用機序 …………………………………………………………110

索　引 ……………………………………………………………………………………113

I

うつ病の病態

第1章
脳情報伝達系の視点から死後脳研究は何をあきらかにしたか？

1．気分障害の成因仮説の流れ

　約半世紀前の抗うつ薬の発見とその作用機序の解明により，気分障害（うつ病・躁うつ病）の病態における神経伝達物質の量的異常，即ちノルエピネフリン，セロトニンなどの神経伝達物質（1次情報）の異常がその原因として注目された．その後，抗うつ薬の受容体への作用から幾つかの受容体仮説が提唱された．しかし，モノアミンや受容体に対する作用は抗うつ薬の臨床効果の発現より早期に出現することから，長期投与における受容体以降の変化GTP結合（G）蛋白質により制御される2次メッセンジャー系変化に注目が移行し，さらに情報伝達系の変化が核内転写因子に影響を与え，遺伝子発現と神経細胞における蛋白質の発現を促し，神経回路網を変化させていくことが推察されてきている．これらの仮説はおもに抗うつ薬や気分安定薬による実験動物を用いた研究から提唱されている（表1）．本章は薬理学的に示唆されている気分障害のシグナル伝達系の機能異常をとくに代表的2次メッセンジャーであるcAMPとイノシトールリン酸（IPs）産生機能に関してヒト死後脳を用いた研究結果をもとに述べる．

2．G蛋白質関連神経伝達と気分障害

　3量体G蛋白質を介したシグナル伝達は代謝型受容体が受けた情報をアデニル酸シクラーゼ（AC）やホスホリパーゼC（PLC）などのエフェクターに伝える．この間に情報が増幅され情報

表1　気分障害の生物学的成因仮説の変遷

年代	成因仮説	気分障害治療薬作用機序
1960年代	モノアミン欠乏仮説	モノアミン利用率の亢進
1970年代	受容体亢進仮説	$\beta, 5\text{-}HT_2$受容体数の減少
	NA-ACH不均衡仮説	NA系の増強・抗コリン作用
	受容体過感受性仮説	受容体機能の低下
1980年代		
	GABA仮説	GABA受容体数の増加
	ドーパミン仮説	ドーパミン系の亢進
1990年代	2次メッセンジャー不均衡仮説	2次メッセンジャーへの影響
	G蛋白機能インバランス仮説	G蛋白質への影響
		転写因子への影響
	神経可塑性仮説	神経成長因子の増強・抗アポトーシス効果
2000年代	？	

の新たな担い手である2次メッセンジャーを産出し，情報の変換を行う．ここで役割をもつG蛋白質の持つ共通の性質としてα, β, γの3種類のポリペプチドからなる3量体構造を形成している．哺乳類のαサブユニットはアミノ酸配列をもとに4クラスに分類されている．αサブユニットは受容体と効果器との認識部位が存在し，さらにGTP結合部位を有し，かつそれを分解するGTPaseを持っており，情報のONとOFFのスイッチ分子としての脳情報伝達を制御し，その機能異常は各種精神疾患の成因に深く関与していることが推定できる．αサブユニットは一部脂質の修飾をうけβ, γ効果器との相互作用に影響を与える．αサブユニットにより活性化をうける効果器系としてはアデニルシクラーゼ，PLCβ, mitogen-activated protein kinase (MAPK), イオンチャネルが上げられる．β, γはαサブユニットからのGDPの解離を抑制することにより不活性化させている．このG蛋白質を介する代表的な2次メッセンジャーであるcAMPはACにより産生される．そのACは促進性G蛋白質であるGsとさらにもう一つの抑制性G蛋白質であるGiにより活性の調節を受けている（2重調節機構）．しかし，最近ACアイソフォームが少なくとも9種類存在することが明らかになり，その種類の差によりα, β, γサブユニットにより抑制も促進も起こすことが知られてきている．AC 2, 4型はカルシウム・カルモジュリン非感受性であり，β, γサブユニットやPKCのリン酸化による活性化をうける．1型は脳に豊富に存在し，β, γにて抑制的に調節をうけるカルシウム・カルモジュリン感受性のアイソフォームである．AC 3型は鼻粘膜上皮にあるGolfの調節をうけ，AC 5型は線条体や側坐核に特異的に存在する．このようにcAMP産生機構においても以前考えられていたより組織部位・動物種の違いによりその制御メカニズムが異なり，複雑緻密な調節が存在する．さらに異なる受容体が同一のG蛋白質に共役し，個々の受容体からインプットされた情報がG蛋白質を介して相互関係を持ち得ることから情報のクロストークに関係している．また最近，従来G蛋白質により直接的関連のない非受容体チロシンキナーゼや単量体低分子G蛋白質（Ras）にもシグナルが伝わり，このときはリン酸化を介して受容体から異なるG蛋白質のスイッチの転換が生じることが考えられている．またGTPaseの活性化蛋白としてG蛋白質を介するシグナル伝達に抑制的に調節する因子が同定されている．

　もう一つの代表的な2次メッセンジャー系であるイノシトールリン脂質代謝系はPLCのサブタイプの中でPLCβにより活性化され，受容体刺激によりG蛋白質であるGqを介してPLCβが活性化されPIP 2（ホスファチジルイノシトール-4,5-二リン酸）が分解されIP 3（イノシトール-1,4,5-三リン酸）とDG（ジアシルグリセロール）の二つの2次メッセンジャーが産生される．IP 3は細胞内の粗面小胞体にあるIP 3受容体に結合し，細胞内Ca^{2+}貯蔵部位よりCa^{2+}を放出させ細胞内Ca^{2+}濃度の上昇を引き起こす．DGはPKC（プロテインキナーゼC）を活性化し種々のリン酸化反応を生じさせ，細胞応答をおこす．また$\beta\gamma$サブユニットもPLC活性化に関与することがわかり，AC系とPLC系の相互作用がこの$\beta\gamma$サブユニットを介して存在することが知られている（図1, 2）．

　以上のように脳情報伝達におけるG蛋白質機能の重要性には異論のないところであるが，精神疾患との病態との関係はどうか．たとえばG蛋白質のmRNA転写量や蛋白質量は抗うつ薬，気分安定薬，コルチゾールなどで変化することがしられている．一般に神経伝達物質などによる後シナプスの適応反応は受容体のup/down regulationが起きることがしられているが，モルヒネ依存

2．G蛋白質関連神経伝達と気分障害

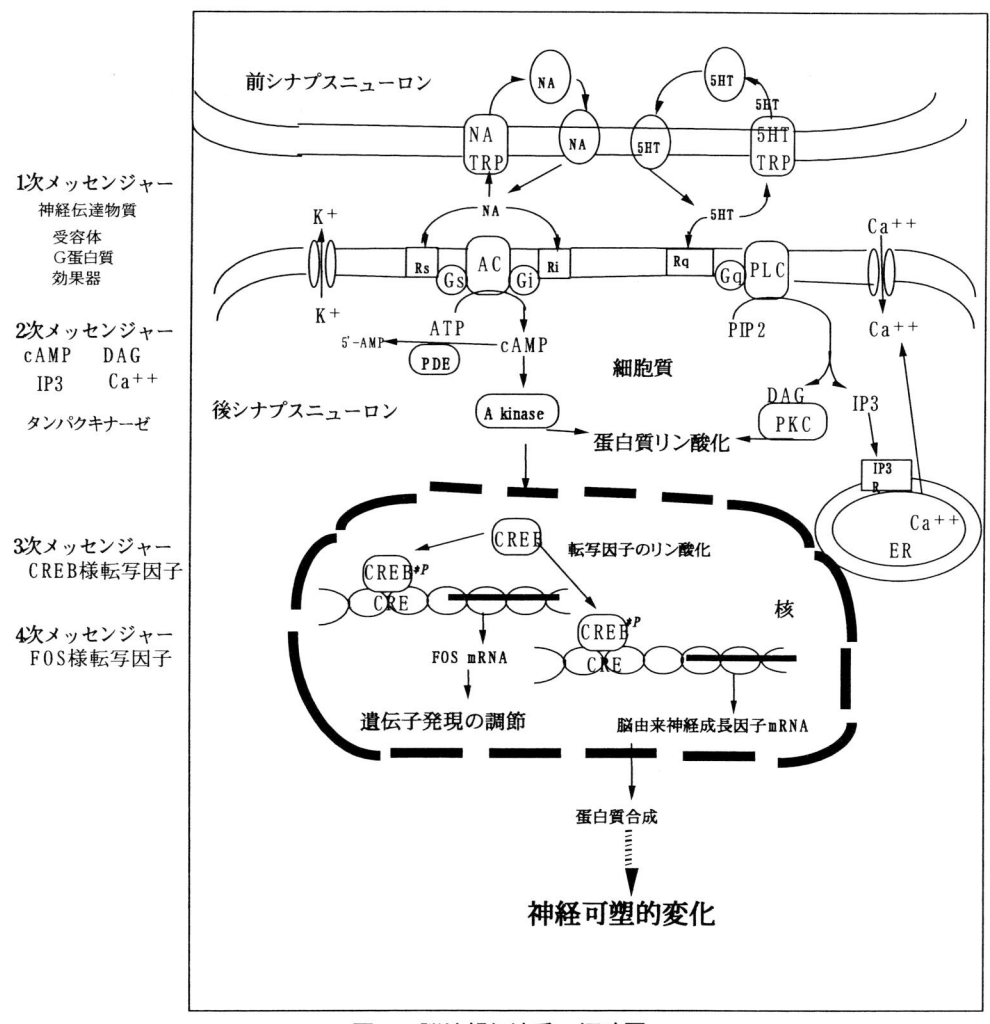

図1　脳情報伝達系の概略図

の場合などオピエト受容体数に変化がないがGi量が低下することにより代償する例もあり，G蛋白質の量の変化が病態・機能変化により生じる可能性がある。G蛋白質と気分障害の病態に対する関連性を考えてみるとシグナル伝達のONとOFFのスイッチ分子として気分障害の病態に深く関与していることが上げられ，またノルアドレナリンやセロトニンといった複数の神経伝達系の相互作用も，これら異なる受容体が同一のG蛋白質に共役し，個々の受容体からインプットされた情報がG蛋白質を介して相互関係を持ちえることにより説明が可能である。神経伝達物質の放出が比較的長く続くと受容体の感受性が低下する，逆に神経伝達物質の放出が低下すると受容体感受性が高まり，情報の伝達を一定の範囲に納める仕組みが知られている。この神経伝達物質に対する受容体の感受性（親和性）を調節しているのがG蛋白質である。最近脳演算機能の特徴として高度並立分散システムがあげられている。この基盤となるのは多様な脳情報が分岐性をもって伝達されるネットワークであるが，この情報を分岐させる分子としてのG蛋白質の役割が重要と考えられる（**表2**）。

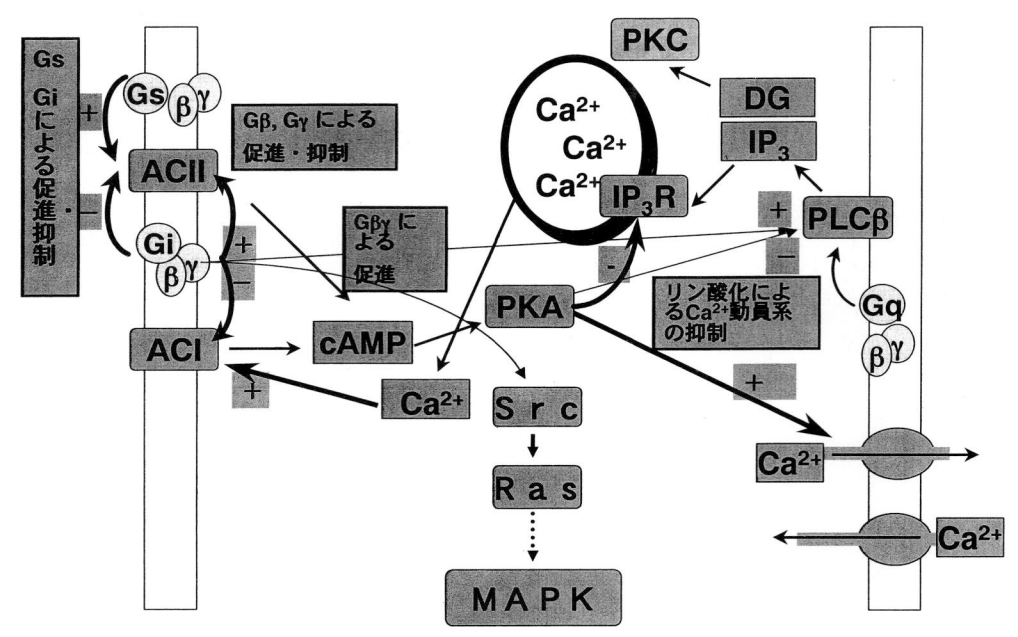

図2　2次メッセンジャー間クロストーク

表2　G蛋白質の気分障害病態における関連性

1. 情報の分子スイッチである
   躁うつのスイッチとの関連
2. 情報のクロストークに関与する
   異なる受容体が同一のG蛋白質と共役する
3. 神経伝達物質の受容体への親和性の調節
   感情の安定性に関連
4. ヒト脳高次機能を支える情報の高度並列分散系を形成（情報の分岐）

3．気分障害における脳情報伝達機能障害の可能性

a．薬理学的根拠

1950年代，多幸感を誘発する抗結核薬にモノアミン（セロトニンやノルエピネフリン）を不活性化する酸化酵素モノアミンオキシダーゼ（MAO）を阻害する作用を有していることが解り，また当時の主たる降圧薬であるレセルピン（神経終末のモノアミンを枯渇させる）を長期服用する人にうつ病が発症することがあることから，モノアミンが低下した状態がうつ状態と考えられるようになった（躁うつ病のモノアミン仮説）．その後，3環系抗うつ薬であるイミプラミン（トフラニール）やアミトリプチリン（トリプタノール）がうつ病に有効であることが確認され，この作用機序はモノアミンの再取り込み抑制によりシナプス間隙のモノアミン密度を増強することであることがわかった．しかし，全ての抗うつ薬がモノアミン再取り込み阻害能やモノアミン酸化酵素

(MAO) 阻害能を有しているわけではない。また全てのモノアミン再取り込み阻害薬が抗うつ効果を発現するわけではない。さらにモノアミン再取り込み阻害能やモノアミン酸化酵素（MAO）阻害能は抗うつ薬投与後，数十分から数時間で現われる急性の効果であるが，臨床的には抗うつ薬効果の発現までには投与後1〜2週間が必要であるなどの矛盾が指摘された。1970年代後半大部分の抗うつ薬あるいは電気けいれん慢性処置によりラット大脳皮質ベータ-受容体の減少とそれに伴うノルアドレナリン刺激cAMP産生の低下が報告された。このベータ-受容体ダウンレギュレーションは抗うつ薬の効果発現の潜時と一致すると考えられていた。しかし，ベータ-受容体ダウンレギュレーションも抗うつ薬の臨床効果発現より早く出現することが知られ，またベータ-受容体ブロッカーには抗うつ作用が認められず，ときに抑うつ状態を引き起こすことが上げられた。さらに自殺者脳やうつ病者の血球成分でのベータ-受容体低下も報告されている。これらモノアミンや受容体仮説による抗うつ薬の臨床効果発現のタイムラグの説明が困難であることや即効性・薬物抵抗性に対する新しい治療薬の開発が挫折したことから，神経伝達物質の代謝や受容体の変化を基礎とした考えに限界が生じ，研究者の関心が受容体以降の情報伝達系へと移って行った。

b. 抗うつ薬とG蛋白質

Menkesら[15]は，はじめて種々の抗うつ薬が慢性反復投与によりラット大脳皮質及び視床下部においてグアニン・ヌクレオチド刺激によるAC活性を増強させることを報告した。さらに我々はこのAC活性の増強はGsとACの共役増強によるものであり，Giの変化によらないことを確認した[17,18]。また抗うつ薬やリチウム投与はG蛋白質量またはmRNA量を変化させること，G蛋白質に直接作用することなどが報告されている。一方，下流領域の伝達系にも関心が払われ，エール大学のグループはcAMPシグナルカスケード下流領域における変化を検索している。すなわち三環系抗うつ薬，SSRI，MAOI，電気けいれん慢性処置により，ラット海馬でのcAMP response element binding protein（CREB）の発現が増加することを報告した。またこの効果はcAMP分解酵素の選択的阻害薬であるロリプラムにより増強されるとしている。このことは細胞内cAMPの増加とそれに続く遺伝子の転写活性化に伴う新たな遺伝子・蛋白質の発現が抗うつ効果と深く関連していることを示唆している。さらに彼らは抗うつ薬の遅発性で長期的な作用をどう説明するかに関して薬物によって神経可塑的変化が生じている可能性を指摘し，薬物の最終作用部位はシナプスを神経伝達物質や受容体の比較的短期間に出現する現象よりも，初期の作用に反応して神経細胞内部でおこる遅発性の適応性変化であると推察している。この観点より抗うつ薬連投によるcAMPの上昇と結びついたターゲット蛋白質として脳由来神経成長因子（BDNF）に注目し，抗うつ薬慢性投与による海馬におけるBDNF mRNAの増加，また慢性ストレスによる減少を報告している[6,7]。以上の報告をまとめると種々の抗うつ薬が促進性G蛋白質（Gs）とACとの触媒活性部位の共役を増強させ，cAMP関連情報伝達系を亢進させ，転写因子機能，遺伝子発現を変化させ，神経可塑性的変化を介して作用し，このため効果出現に時間を要すると考えられる。

c. リチウム（気分安定薬）とG蛋白質

G蛋白質に対するより直接的なリチウムの影響については，Avissarら[1,2]がリチウムはベータ

-受容体及びアセチルコリン受容体刺激によるグアニン・ヌクレオチド結合量の増加を抑制することを報告した。百日咳毒素，コレラ毒素によりこの効果がマスクされることから，ベータ-受容体とGs及びアセチルコリン受容体とGiまたはGqとの共役阻害がリチウムの作用と推定された。この作用はリチウムがG蛋白質にあるMg^{2+}結合部位と競合することも示唆している。しかし，この実験系は彼ら以外では証明されていないことが多く，広く認められた所見とは言い難いが，この研究を発端にリチウムなどの気分安定薬とG蛋白質の関連が脚光を浴びてきたといえる。抗うつ薬と同様に，リチウム反復投与によりGs，GiのmRNAの低下など核酸代謝に対する影響も数多く報告されている。一方，リチウムの作用に関して脳内cAMPが減少と増加という相反した報告がこれまでなされている。これはG蛋白機能から考えると理解しやすい。すなわち，リチウムが広くG蛋白機能を抑制するのであれば，cAMP産生を抑制するGiを抑制すればcAMP量は増加し，cAMP産生を促進するGsを抑制すればcAMP量が減少するわけである。このことは脳組織の違いによりG蛋白の分布がことなることから，脳部位によりリチウムのcAMPに対する作用の違いが生じる可能性がある。PLC系に関してはリチウムはイノシトール代謝回転に関わるホスファターゼを阻害したり，受容体－G蛋白質－PLCの共役に抑制的に作用することが報告されている。また他の気分安定薬であるバルプロ酸Naは長期投与によりGs機能・量を減弱し，カルバマゼピンはG蛋白質量を変化させることやAC活性を低下させることが報告されている。以上現時点でのリチウムを含む気分安定薬の作用はG蛋白質系の脳情報伝達系を減弱させる効果が共通に認められそうである。これに関連して最近てんかんにおけるG蛋白質の役割が重要視され，気分障害の再発再燃がPostらが提示しているように，キンドリングの機構としてG蛋白質機能の変化を伴う現象としても推察されてきている。またリチウムが多くの神経毒性作用に対して抗アポトーシスにより神経細胞に保護的に作用する報告[13,14]が相次いでおり，気分障害の成因と神経可塑性を考える上では興味深い。

4．気分障害の脳情報伝達系に関する死後脳研究

a．ブレインバンクとは

精神疾患の病態研究においてヒトの中枢組織，とくに死後脳の分子生化学研究を行う利点として実験動物モデルでは再現できないヒト脳高次機能研究を直接的に検討できることがある。また明らかに蛋白・遺伝子の調節制御機構の違いが同じほ乳類間でも存在することが知られている。よって実験動物で得られた結果はやはりヒト組織での変化との相違を吟味していく必要がある（図3）。さらに培養細胞，ヒト末梢組織との比較検討や最近の分子生物学的手法を用いて死後脳から直接的に病態関連遺伝子を発見する可能性も出てきている（図4）。しかしながら欧米を中心に数十にのぼるヒト脳組織を収集する施設，いわゆるブレインバンクが設立されているのに対して，神経精神疾患を対象とし実際に運営し成果をあげているブレインバンクは，本邦ではほとんど見あたらない。このことは文化的背景に根差した組織提供に対する抵抗，ICの手続き上の問題，またそれらを啓蒙する側の意識やサポートに対する予算の問題などまだまだクリアーしていかなければならな

4. 気分障害の脳情報伝達系に関する死後脳研究

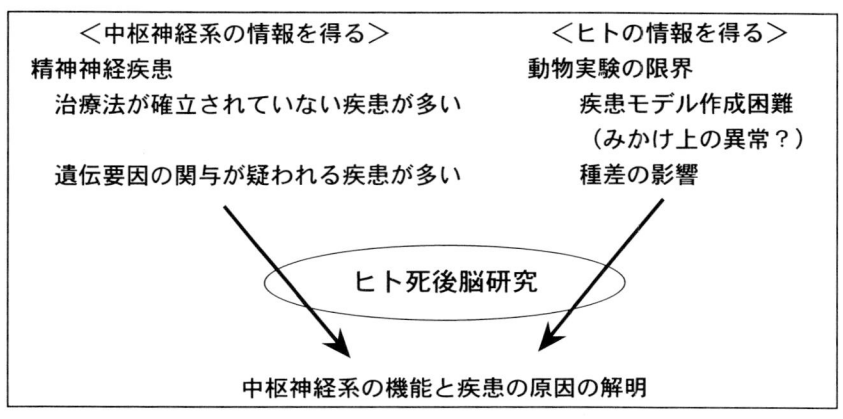

図3 ヒト死後脳研究の特長

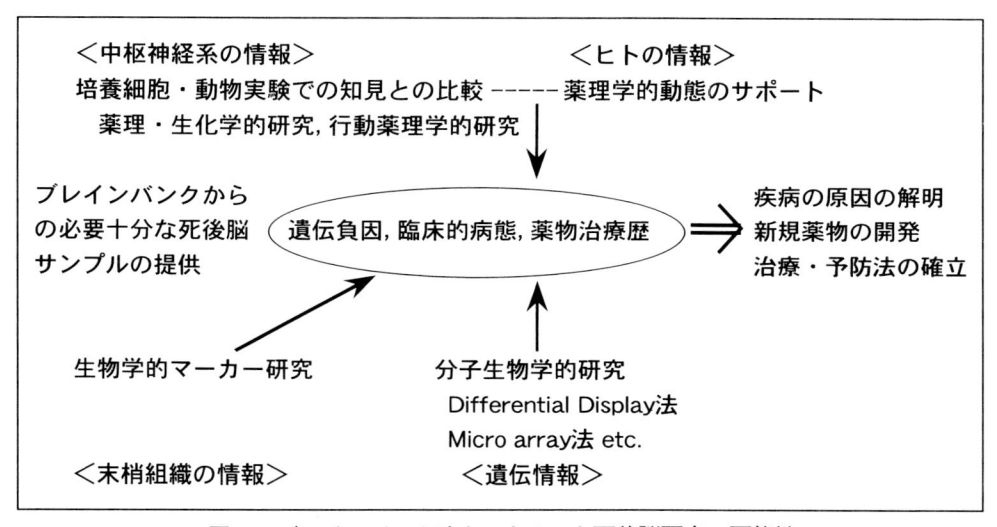

図4 ブレインバンク確立によるヒト死後脳研究の可能性

い点が数多くある（図5）。

b. 単極性うつ病死後脳でのcAMP関連情報伝達系の変化

これまで我々の単極性うつ病患者及び自殺者死後脳での検索ではGi機能が亢進していること，カルシウム/カルモデュリン非存在下における基礎，グアニン・ヌクレオチド刺激，フォースコリン，マンガン刺激AC活性が低下を示した。さらにホスホジエステラーゼ4型（PDE type 4）の結合部位の増加も認められ，cAMPの分解系が亢進していることが示唆された。これらの結果よりうつ状態ではG蛋白質-AC系の変化によるcAMP産生機能の低下があり，抗うつ薬がGs系を亢進させ，うつ病におけるAC活性の低下を是正し効果を発現している可能性が考えられる[19]（図6）。Cowburnら[4]は自殺者脳を用い，特に抑うつ症状が認められた自殺者においてGs量が増加するにもかかわらず，基礎，グアニン・ヌクレオチド刺激，フォースコリン刺激AC活性がそれぞれ同程度低下することを見いだしている。このAC活性の低下は単極性うつに関する我々の研究

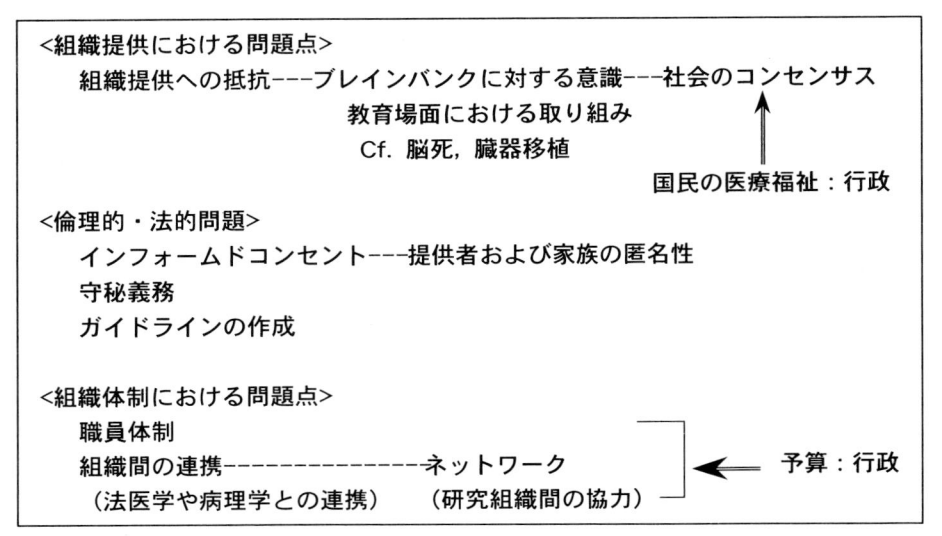

```
<組織提供における問題点>
    組織提供への抵抗---ブレインバンクに対する意識---社会のコンセンサス
                教育場面における取り組み
                Cf. 脳死,臓器移植
                                    国民の医療福祉:行政
<倫理的・法的問題>
    インフォームドコンセント---提供者および家族の匿名性
    守秘義務
    ガイドラインの作成

<組織体制における問題点>
    職員体制
    組織間の連携--------------ネットワーク        予算:行政
    (法医学や病理学との連携) (研究組織間の協力)
```

図5 日本におけるブレインバンクの問題点

- G蛋白質量(Gsα, Giα, Gqα, Goα, Gβ)は不変
- AC基礎活性値の低下
- GppNHp刺激性AC活性の低下
- Forskolin, Mn^{2+}刺激性AC活性の低下
- 抑制性G蛋白質機能の亢進
- 4型 PDE 量の増加

↓

cAMP産生機能の低下

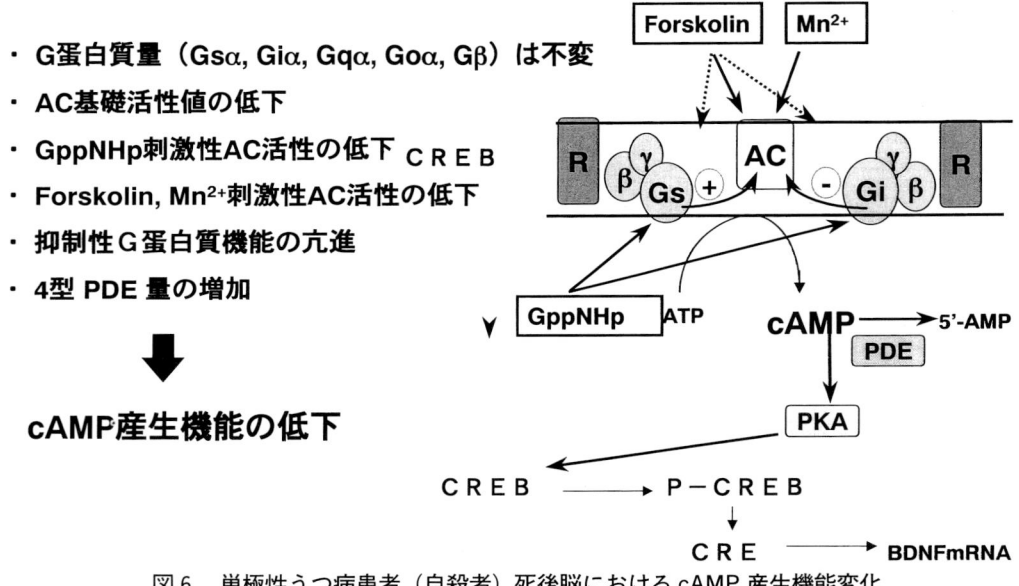

図6 単極性うつ病患者(自殺者)死後脳におけるcAMP産生機能変化

で認められた変化と一致するものであり,抑うつ状態群の死後脳においてGs機能の低下,Gi機能の亢進あるいはAC活性自体の低下していることが推察され,うつ病患者あるいは自殺者死後脳を用いたG蛋白質-cAMP産生機能変化ではAC活性の低下が共通して認められる所見と考えられる(表3).ただし,このAC活性の低下は測定条件にEGTAが存在する緩衝液を用いており,いわゆるカルシウム/カルモデュリンに対して影響をうけないACのサブタイプを測定している可能性がある.そこでこれまで検索されていなかったカルシウム/カルモデュリン刺激性AC活性を単極性うつ病の前頭葉にて対照群(表4)と比較検討したところCa^{2+}に対するACの反応性はうつ病群で有意に亢進していた.さらに,Ca^{2+}により活性化をうけるI型ACの免疫反応性の亢進がうつ

表3 単極性うつ病患者及び自殺者脳における cAMP 産生機能変化の報告

報告者		対象	部位	結果
Ozawa et al.	1996	Major depressive disorder	PC	AC 活性↓
	1995	&Suicide victims		Gsα, Giα, Gqα, Goα, Gβ →
Lowther et al.	1996	Depressed suicide victims	FC, PC	AC 活性↘
Ozawa et al.	—	Major depressive disorde	PC	AC II↓, AC I, V／VI→
Cowburn et al.	1994	Suicide victims	FC	AC 活性↓, Gsα, Giα →

AC: Adenylyl Cyclase, PC: Parietal Cortex, FC: Frontal Cortex

表4 うつ病群と対照群のサンプル情報の比較

Control	Sex	Age (years)	Postmortem dely (hr)	Depression	Sex	Age (years)	Postmortem dely (hr)
1	M	61	5	1	F	68	6
2	F	85	?	2	F	85	9
3	M	86	29	3	M	77	8
4	F	90	31	4	M	76	15
5	F	99	41	5	F	78	8
6	F	80	5	6	F	69	3
7	F	71	30	7	F	53	4
8	M	69	11	8	M	58	62
9	M	75	24	9	F	82	4
10	M	82	24	10	M	81	108
11	F	79	48	11	F	93	4
12	F	71	30				
Mean ±SEM	5/7	79.0 ±3.0	25.3 ±4.1	Mean ±SEM	4/7	68.6 ±3.5	19.6 ±10.1

There were no significant differences in controls and depressive subjects.

病群で認められた（図7, 8）。両者の間に有意な相関性が認められたこと，及びI型ACが大脳皮質部における主要な Ca^{2+} 感受性サブタイプであることから，うつ病患者群で認められた Ca^{2+} に対するAC活性の反応性の亢進は主にI型ACの蛋白レベルでの増加を反映しているものと推察された。AC活性は基礎活性値では低下していたが，Ca^{2+} に対する反応性はうつ病群で亢進していた。この結果は，うつ病患者前頭葉では Ca^{2+} 感受性のACサブタイプの蛋白量が増加しているものの，Ca^{2+} 非感受性のACサブタイプの蛋白量が減少しているために総量としてのcAMP産生機能が低下していることを反映しているものと推察される。

これまでの双極性障害死後脳研究ではcAMP産生系の亢進が比較的一致した見解であり[21]（表5），また mood stabilizer であるリチウム・カルバマゼピン・バルプロ酸 Na が cAMP 産生に抑制的に働くとする知られていることから細胞内 cAMP の増減が躁・うつの病態に深く関与していることが推定できる。さらに最近 Dowlatshahi ら[5]はうつ病者死後脳を用いた研究で CREB の量が大うつ病において低下し，抗うつ薬を投与された群においては逆に増加をしたと報告し，これまでの抗うつ薬の動物実験において示唆されてきた cAMP—CREB カスケードの変化を明らかにした。我々もプレリミナリーの結果であるが，総 CREB 量と実際にリン酸された CREB 量を測定した

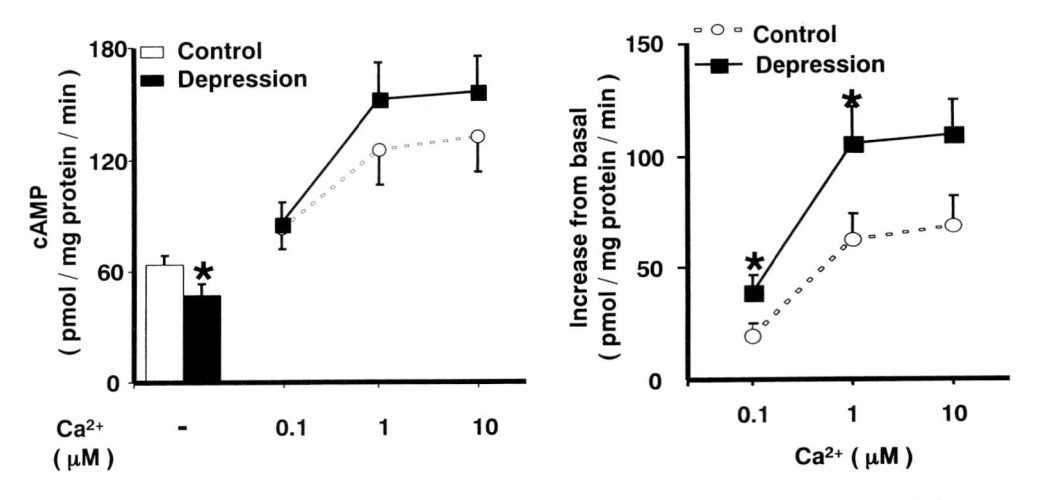

Ca²⁺- stimulated adenylyl cyclase activity in frontal cortex membrane from depression and control subjects.

Increase from basal adenylyl cyclase activity by Ca²⁺ in frontal cortex membrane from depression and control subjects.

図7　うつ病死後脳（前頭葉）におけるカルシウム・カルモデュリン刺激 AC 活性の変化

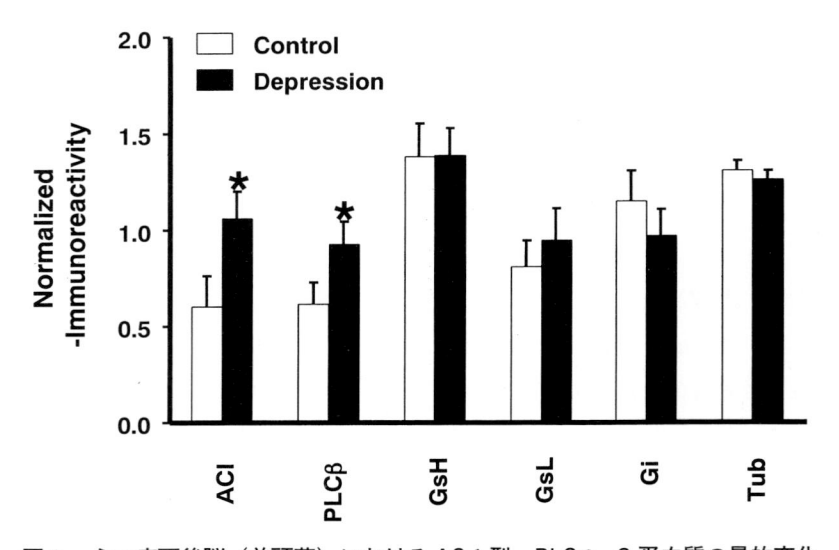

図8　うつ病死後脳（前頭葉）における AC 1 型，PLCβ，G 蛋白質の量的変化

4. 気分障害の脳情報伝達系に関する死後脳研究

表5 双極性感情障害患者死後脳における cAMP 産生機能変化の報告

報告者		部位	結果
Rahman et al.	1997	FC, TC, OC	[^{3}H] cAMP binding in cytosolic fraction：↑
		PC, Tha, Cer	[^{3}H] cAMP binding in cytosolic fraction：→
Friedman et al.	1996	FC	Agonist-induced [^{35}S] GTPγS binding：↑
Young et al.	1993	FC, TC, OC	AC activity：↑, Gsα：↑, Giα, Goα, Gβ：→
		Hip, Tha, Cer	AC activity：→, Gsα, Giα, Goα, Gβ：→

FC：Frontal Cortex, TC：Temporal Cortex, OC：Occipital Cortex, PC：Parietal Cortex,
Tha：Thalamus, Cer：Cerebellum, Hip：Hippocampus

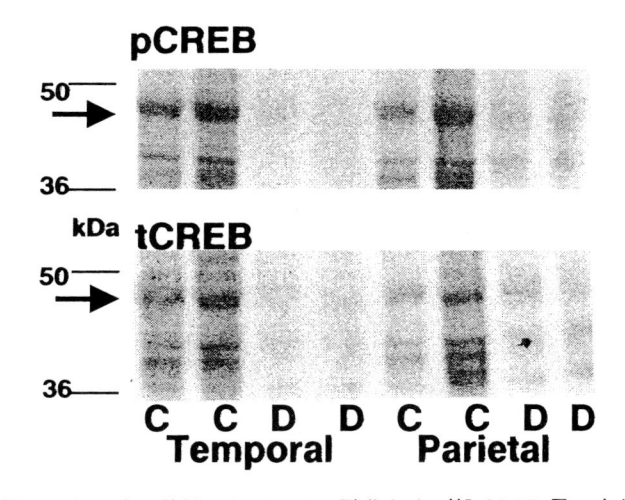

図9 うつ病死後脳におけるリン酸化および総 CREB 量の変化

が，Dowlatshahi らの報告同様 CREB 量そのものも低下していたが，リン酸化 CREB 量も低下を示していた（図9）。

c．単極性うつ病死後脳でのイノシトール脂質代謝関連情報伝達系の変化

Ca^{2+}動員系の機能変化に関しては，5-HT$_{2A}$受容体を介した機能亢進が，血小板を用いた検索で広く認められている[12,16]。またうつ病患者死後脳 5-HT$_2$受容体数の増加が報告されていることから（表6），うつ病態における 5-HT 刺激性 IPs 産生の機能亢進が示唆されている．中枢組織では，5-HT$_{2A}$受容体数の増加が報告されているものの，その機能変化に対してはこれまであまり検討されていない．Jope ら[11]のグループによりヒト死後脳を用いた PLC 活性の測定法が確立され，彼らは GTPγS 及び 5-HT 刺激性の PLCB 活性が bipolar において低下していることを報告している．そこで，我々はうつ病患者死後脳を用いて，Jope らの方法に若干の変更を加え，5-HT 刺激性の PLCβ 活性を健常人と比較検討した．検討には 5-HT$_{2A}$受容体分布が豊富で，これまで多数の検討がなされている前頭葉皮質を用いた．単極性うつ病患者死後脳において 5-HT 刺激性 PLC 活性を検討したところ，cAMP 産生系とは対照的に，PLCβ 活性の基礎活性は不変であった

表6 単極性うつ病患者及び自殺者脳における 5-HT$_2$ 受容体数変化の報告

報告者		対象	部位	リガンド	結果
Arranz et al.	1994	Suicide victims	FC	[^{3}H] Ket	→
Yates et al.	1990	Major depressive disorder	FC	[^{3}H] Ket	↑
Arora&Meltzer	1989	Suicide victims	FC	[^{3}H] Spip	↑
Cheetham et al.	1988	Depressed suicide victims	FC, TC, OC	[^{3}H] Ket	→
Mckeith et al.	1987	Major depressive disorder	FC	[^{3}H] Ket	↑
Mann et al.	1986	Suicide victims	FC	[^{3}H] Spip	↑

FC：Frontal Cortex，TC：Temporal Cortex，OC：Occipital Cortex

が 5-HT 刺激に対する反応性の亢進，即ちイノシトールリン酸（IPs）産生機能の亢進がうつ病群において認められた（図10）。一方，双極性障害と自殺者の死後脳を用いた研究では 5-HT 刺激性 PLC 活性が後頭葉部で低下する，また前頭葉では逆に亢進しているとする報告がある。また最近，自殺者脳において 5-HT 刺激性 PLC 活性が前頭葉にて低下する，あるいは不変とする報告もあり，cAMP に比してばらつきがある[3]。このことは凍結脳にてイノシトール代謝回転を測定することが手技上難しいことが原因かもしれない。しかし我々の報告ではイノシトールリン酸（IPs）産生機能の亢進と PLC の免疫反応性の増加が一致しており（図8），比較的信頼できる結果と考えられる。

5．気分障害の2次メッセンジャー不均衡仮説

　機能性障害における病態モデルとしてしばしば成因に深く関与している重要な物質のバランス障害が示唆されることがある。躁うつ病には躁とうつという相反するエピソードが存在し，情動を左右するスイッチ機構を基盤とする脳情報伝達系のバランス機構の調節異常という視点がこれまでいくつかあげられてきた。例えば三環系抗うつ薬が抗コリン作用を有すること，アセチルコリンエステラーゼ阻害薬を躁状態に投与し，うつ転を引き起こした事実からうつ状態がアドレナリン作動性神経系に対してコリン作動性神経系が優位であり，躁状態は相対的にアドレナリン作動性神経系が優位であるとするアドレナリン神経系－アセチルコリン神経系不均衡仮説が知られている[9]。この仮説の発展的継承的な仮説として，受容体以降（beyond）の脳情報伝達系に気分障害の成因をもとめたものが Wachtel[22] によって唱えられた2次メッセンジャー不均衡仮説である。Wachtel はリチウムや抗うつ薬の2次メッセンジャーに対する作用，cAMP の分解酵素であるホスホジエステラーゼの阻害薬ロリプラムが抗うつ効果を有することなどから躁うつ病の2次メッセンジャーバランス障害説を提唱した。彼の説によるとうつ状態とは PLC 系が AC 系に対して絶対的あるいは相対的に優位な状態，逆に躁状態とは AC 系が PLC 系に対して優位な状態を指す。この仮説は1980年代最後の年に発表されたが，ここ約10年の気分障害に関する脳情報伝達系に関する研究を踏まえて G 蛋白質の機能障害という点から考慮したのが G 蛋白質機能インバランス仮説である（図11）。

　死後脳，血球成分の研究から気分障害のうつ状態では Gi 機能の亢進により，AC 活性化に対し

5．気分障害の2次メッセンジャー不均衡仮説

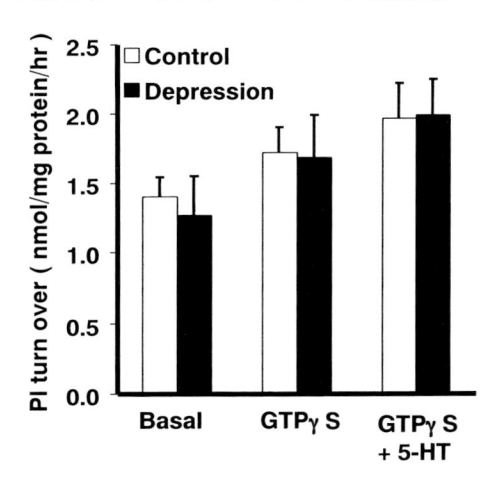

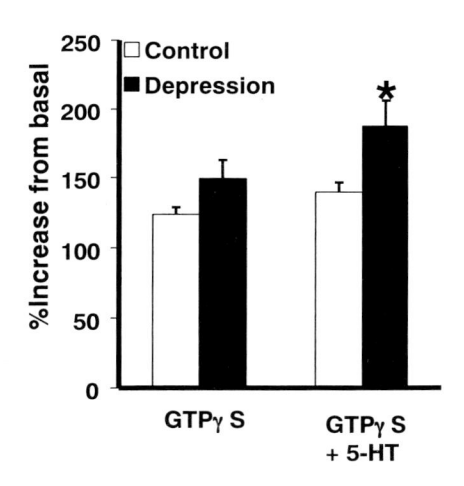

Basal, GTPγS and 5-HT stimulated PLCβ activity in frontal cortex membrane from depression and control subjects.

%Increase from basal PLCβ activity stimulated by GTPγS and 5-HT in frontal cortex membrane from depression and control subjects.

図10　うつ病死後脳（前頭葉）における5-HT刺激性PLC活性の変化

てGs機能の相対的低下が生じ，細胞内cAMPの産生が減少しており，このためAkinaseの活性低下，CREBのリン酸化の減弱，CREを介したBDNFの産生低下を引き起こし，この現象が長期に持続すると最終的に神経ネットワークの改変や神経細胞の萎縮として現れる。各種抗うつ薬，フォルスコリンはGs機能を高め，ロリプラムはホスホジエステラーゼを阻害することによりcAMP量を増加させることにより抗うつ効果を示す。リチウムはGi機能を減弱することにより基礎AC活性を増加させ抗うつ効果を示す可能性があり，またリチウムはGs機能あるいはAC活性そのものを抑制するため受容体刺激によるcAMP産生を減弱させ，躁状態における脳情報伝達の亢進を是正することが考えられる。死後脳や血球成分の結果から躁状態が存在する状況（双極性障害）ではGs量・機能が亢進しているが，Gi機能・量でも増強があることが推察される。よってリチウムはGs，Gi機能双方を減弱するため症状をおさえると同時にGs機能とGi機能のインバランスを正常化するため病相そのものを是正する。一方，抗うつ薬ではGs機能のみを増強するためにGs機能とGi機能のインバランスを引き起こし躁転，rapid cycler化が起きやすいことや，いわゆる躁うつ混合状態を悪化させる。この仮説では，うつ，躁の両方ともにGi機能の増強を背景にGsの変化を軸に躁うつのスイッチが変化することを想定している。哺乳類の脳では，ACを活性化するGsに比べそれを抑制するGiは数十倍から百倍多く存在する，すなわち受容体刺激のない状況ではGiによる定常的に抑制し，cAMP産生は常に押さえられた状態にあると考えられる。この傾向はラットよりヒトを含む霊長類においてより強く抑制が認められるようである。従って気分障害になりやすい素質にはGs系に対するGi系の相対的優位があり，このため，ストレスなどの情報伝達変化に対してGs機能とGi機能のバランスをとるホメオスタシス機構の脆弱性が存在するかもしれない。最近Jope[10]はリチウムはcAMPや転写因子のAP-1に対して基礎活性を上昇させ，刺激による反応を抑制させるという2重調節モデルを提唱している。これはG蛋白仮説から考察する

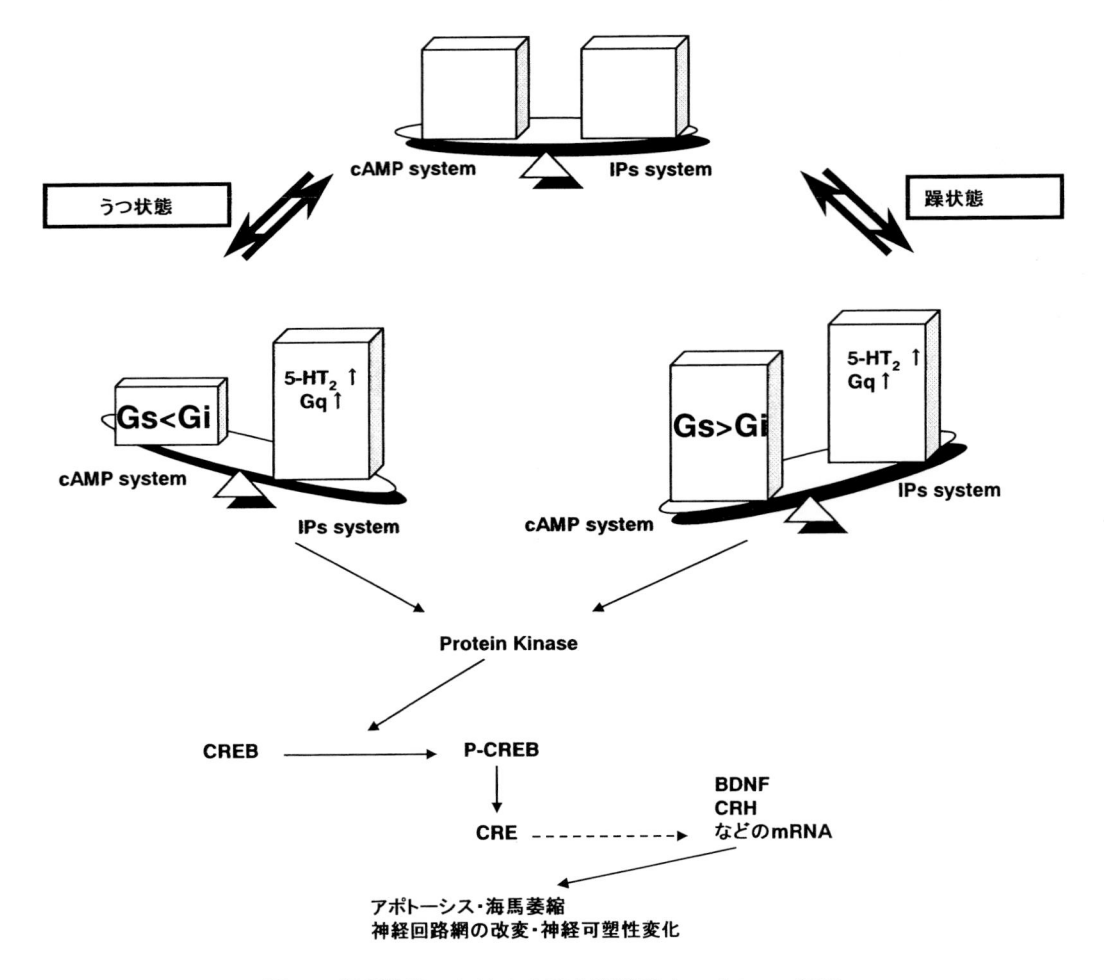

図11 気分障害における G 蛋白質機能インバランス仮説

と双極性障害の病態基盤として，あるいは気分障害を引き起こしやすい脆弱性として Gi 機能の亢進があり，このため基礎活性が低下しており，このとき刺激に過剰反応するのが躁状態，基礎活性，同様受容体刺激による反応が低下しているのがうつ状態という理解が成り立つ。このような脳情報伝達が刺激に過剰に反応する例として，酵素反応においてはスイッチ様反応あるいは超感受性と呼ばれる現象がある。これまで概説した脳情報伝達系のように細胞外からの情報が核内までカスケード状に進行し，情報伝達の上流・下流にリン酸化・脱リン酸化が存在する様式では，刺激と最終反応の関係が定型的ミカエルメンテン式的反応に従わず，ヒル係数が5から数十になることがある。すなわち刺激と反応が一気に高まるポジティブフィードバックループが生じ，ノイズをカットして情報を伝える意義を有していると考えられる。この超感受性の機構が Gi 優位から Gs 優位への転換（うつから躁へのスイッチ変化）を説明する糸口になるかもしれない。

一方，Gq-PLC（IPs 産生）系では大うつ病・双極性障害双方において 5-HT 刺激性 Ca^{2+} 動員が亢進しており，状態依存というより，体質的指標とする報告が多い。うつ病患者死後脳 5-HT_{2A} 受容体数の増加が報告されていることから，うつ病態における 5-HT 刺激性 IPs 産生の機能亢進

が推測され,我々の死後脳の結果もそのことを支持する。よってリチウムはうつ・躁双方のPLC系の増強を是正することにより治療効果を示していること,5-HT$_{2A}$受容体阻害薬が抗うつ効果を示すこと,カルシウム拮抗薬が躁病を中心とした気分障害に有効であることを説明できる。これまでの死後脳・血球成分による研究および薬理学的研究から躁状態,うつ状態の病態にcAMP系とIPs系産生機能の不均衡が関与していることが推察された。この仮説はなぜ同一個体に躁うつの両極の病態が存在するのかを説明する試みのひとつであるといえる。他の仮説と比較して躁うつの病態を説明する上では有用であるかもしれないが,少なくとも現在G蛋白質に直接作用し,気分障害の治療に応用されている薬剤がなく,G蛋白質の遺伝子異常が気分障害では認められていないことから臨床的証拠に乏しい。うつ状態におけるcAMP系低下は説明しやすいが,躁状態がcAMPの増加であったとすれば躁状態の一般的治療薬であるD$_2$受容体阻害薬がGiを介してcAMPを増加させることは矛盾する。またセロトニン再取り込み阻害などのセロトニン系を増強させる薬剤が抗うつ効果を示すことも説明しづらいなど問題点は数多く認められる。

6. 気分障害と慢性分裂病

a. 抗うつ薬のPLC系への影響

うつ病者死後脳において5-HT刺激性PLCβ活性の変化が認められたことから,数種類の抗うつ薬の5-HT刺激性PLCβ活性に対する作用を5-HT$_{2A}$受容体が豊富に存在するヒト前頭葉皮質膜標本において *In vitro* にて実験を行った。5-HT$_{2A}$受容体拮抗作用を有する抗うつ薬トラゾドン,アミトリプチリン,ミアンセリン及びアモキサピンはいずれも用量依存的な拮抗作用を示した(図12)。さらに5-HT$_{2A}$受容体拮抗作用を有さない抗うつ薬の作用を検討した。クロミプラミンは高濃度でPLCβ活性を抑制したが,イミプラミン,マプロチニン,デジプラミンは明らかな作用を示さず,SSRIであるサートラリン及びフルボキサミンは高濃度5-HT刺激性PLCβ活性を軽度増強させる傾向が認められた(図13)。今回検討した抗うつ薬の5-HT刺激性PLCβ活性に対するIC$_{50}$値を算出した結果からヒト前頭葉における5-HT刺激性PLCβ活性を指標とした効力比は,受容体に対する効力比とは若干異なっていた。IC$_{50}$値はトラゾドン>アミトリプチン>アモキサピン>ミアンセリンの順でありトラゾドンは5-HT$_{2A}$受容体阻害薬であるケタンセリンの阻害能とほぼ同等であり,検索した抗うつ薬のなかで最も効力が強かった(表8)。

最近セロトニン・ドーパミン拮抗薬(SDA)が分裂病における陰性症状に有効であることが明らかになり,前頭葉においてはセロトニン神経系がドーパミン神経系に抑制的に機能しているため,SDAが5-HT$_{2A}$受容体を阻害することにより前頭葉のドーパミン系に脱抑制をかけ陰性症状を改善させると考えられる。そこで,我々はうつ病患者と同様に,5-HT刺激性のPLCβ活性が分裂病においても亢進しているのか否かを,慢性分裂病患者の前頭葉を用いて検討を行ったところ(表7),基礎,GTPγS,5-HT刺激によるPLCβ活性およびPLCβ量はいずれも分裂病群で有意に増加していた(図15, 16)。従って分裂病陰性症状における5-HT$_{2A}$受容体機能の亢進,特に前頭葉における機能亢進が推察される。分裂病の抑うつ症状に対して抗うつ薬が有効であることが知ら

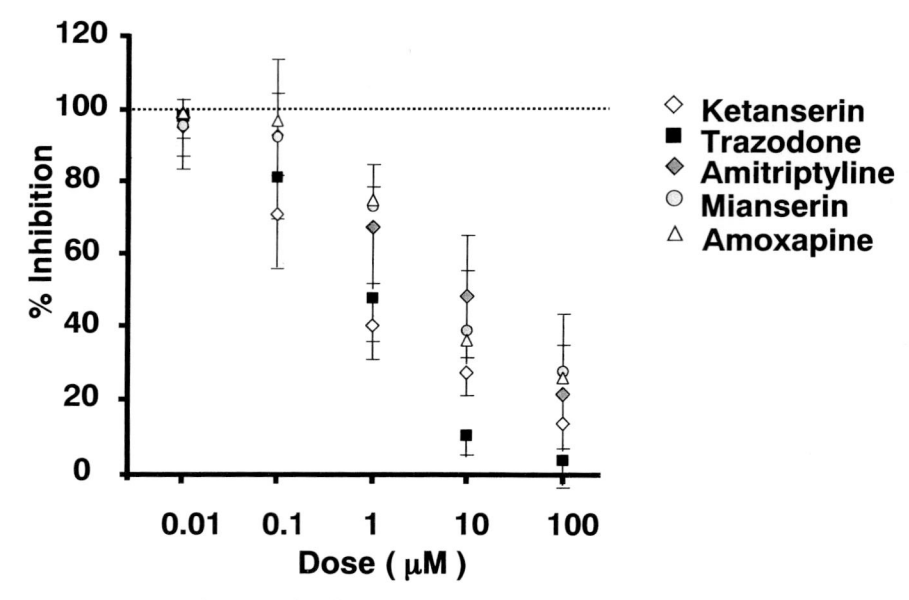

図12　抗うつ薬のヒト前頭葉皮質における5-HT刺激性PLC活性抑制効果（1）

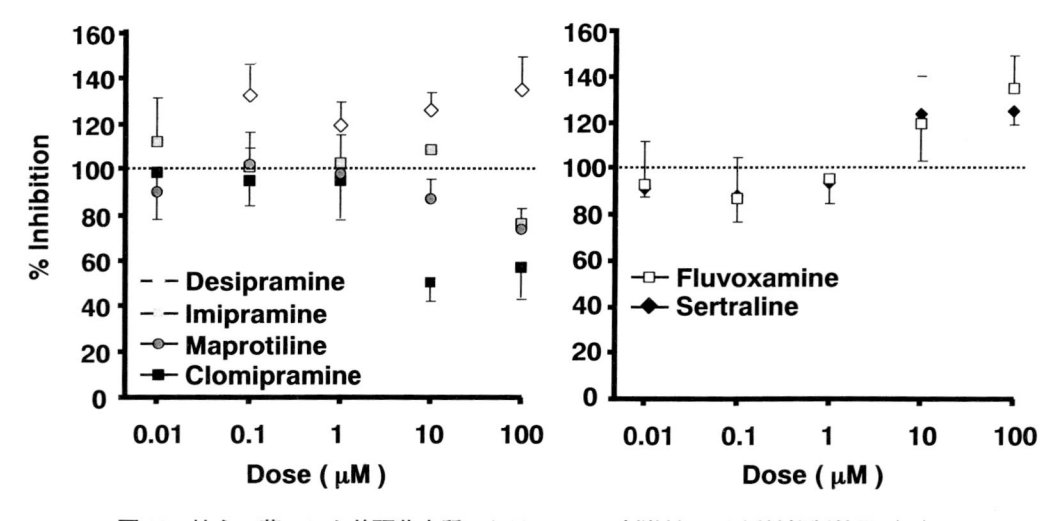

図13　抗うつ薬のヒト前頭葉皮質における5-HT刺激性PLC活性抑制効果（2）

れているが，トラゾドンが慢性分裂病者の抑うつならびに陰性症状に有効とする報告がいくつかあり，5-HT_{2A}受容体阻害作用視点などから抗精神病薬と抗うつ薬のプロファイルにいくつかの重なりが存在することは，分裂病の陰性・抑うつ症状の治療を考えるうえで今後注目される作用点と考えられる（図14）。

一方cAMP産生系に関連する受容体−G蛋白質−効果器の精神分裂病死後脳における変化についてはG蛋白質を介したD_1-D_2受容体相互作用の低下，尾状核におけるGppNHpによる［3H］-Raclopride の結合量増加効果の消失，左被殻，左海馬におけるADPリボシル化反応低下（Gi/Goの低下），左側頭葉皮質におけるGi, Go, Gq量の低下と［3H］-cAMP結合量の増加，左側坐核，扁桃体のGi, Go量の低下など精神分裂病死後脳において受容体とG蛋白の共役障害が生

6. 気分障害と慢性分裂病

表7　精神分裂病群と対照群のサンプル情報の比較

Control	Sex	Age (years)	Postmortem dely (hr)	Schizo-phrenia	Sex	Age (years)	Postmortem dely (hr)
1	M	61	5	1	F	74	9
2	F	85	?	2	F	71	15
3	M	86	29	3	F	84	4
4	F	90	31	4	F	47	10
5	F	99	41	5	M	68	26
6	F	80	5	6	F	84	4
7	F	71	30	7	F	61	4
8	M	69	11	8	M	82	11
9	M	75	24	9	M	82	3
10	M	82	24	10	M	71	4
11	F	79	48	11	F	81	35
12	F	71	30				
Mean ±SEM	5/7	79.0 ±3.0	25.3 ±4.1	Mean ±SEM	4/7	67.3 ±3.5	10.8 ±3.1*

There was a significant differences in postmortem delay between controls and schizophrenia subjects ($*p<0.05$).

表8　各種抗うつ薬のヒト前頭葉皮質における 5-HT 刺激性 PLC 活性抑制効果 (IC_{50})

Antidepressants	IC_{50} (μM)
Trazodone	0.85
Ketanserin	1.07
Amitriptyline	7.12
Amoxapine	8.02
Mianserin	8.03
Clomipramine	77.5
Maprotiline	>100
Imipramine	>100
Desipramine	>100
Fluvoxamine	>100
Sertraline	>100

じていることが報告されて，単極性うつ病死後脳とは対照的に Gi 量の低下による cAMP 系の亢進している可能性があることが比較的一致した見解である（表9）．我々もうつ病同様 cAMP 産生系について PLC 系を測定した同一の慢性経過精神分裂病死後脳（前頭葉）において測定したところ AC 活性の EGTA 存在下では基礎活性値，マンガン刺激活性は不変であったが，I 型 AC 量増加を伴う Ca^{2+} 刺激性 AC の亢進が認められた（図 16, 17, 18）．うつ病群と分裂病群の cAMP/IPs 産生系を比較検討する（表10）ことにより，上述した症候学的・薬理学的に示唆されているうつ症状と精神分裂病の陰性症状の共通性の生化学的背景を推察させる所見と考えられ興味深いがさらに詳細な検討が今後必要である．

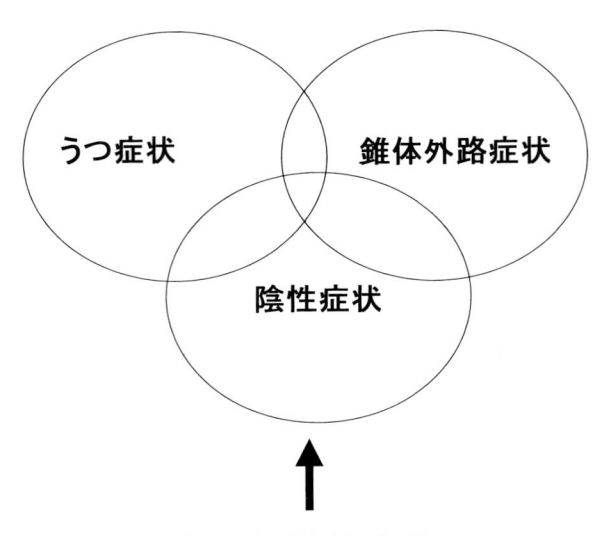

図14　慢性分裂病におけるうつ症状，陰性症状，錐体外路症状の重複

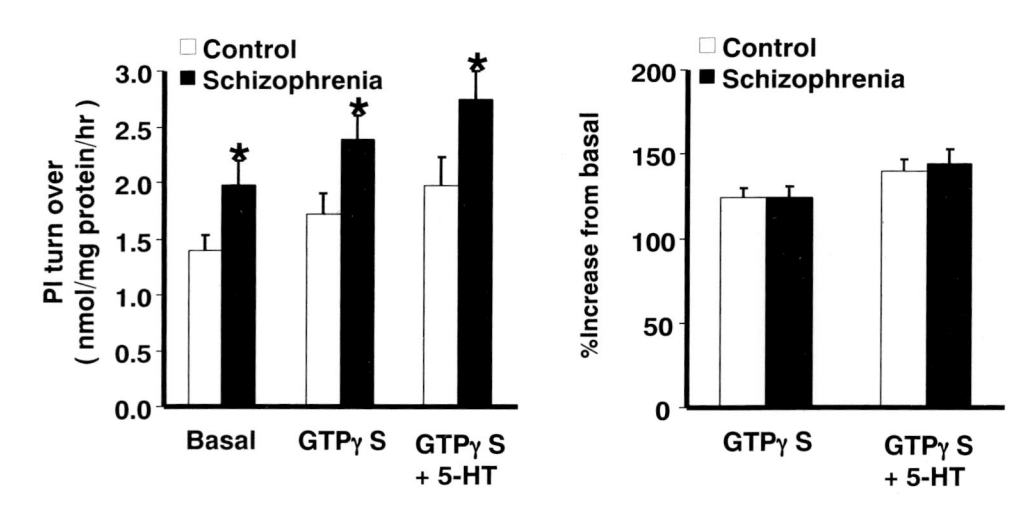

Basal, GTPγS and 5-HT stimulated PLCβ activity in frontal cortex membrane from schizophrenia and control subjects.

%Increase from basal PLCβ activity stimulated by GTPγS and 5-HT in frontal cortex membrane from schizophrenia and control subjects.

図15　慢性分裂病死後脳（前頭葉）における5-HT刺激PLC活性の変化

まとめ

表9　精神分裂病と受容体・G蛋白質・効果器系の報告

1. 側坐核におけるNaFによるAC活性の増加（Memo et al. 1983）
2. G蛋白質の介したD1-D2相互作用の低下（Seeman et al. 1989）
3. 尾状核におけるGppNHpによる[3H]-Raclopride の結合量増加効果の消失
　大うつ病は正常群と同じ（Seeman et al. 1993, Sumiyoshi et al. 1995）
4. 左被殻，左海馬におけるADPリボシル化反応低下（Gi/Goの低下）（Okada et al. 1990）
5. 左側頭葉皮質におけるGi, Go, Gq量の低下と[3H]-cAMPの増加
　（Nishino et al. 1998, Yang et al. 1998）
6. 左測坐核，扁桃体のGi, Go量の低下（Yang et al. 1998）

　　　　　↓
・受容体とG蛋白の共役障害
・Gi低下によるcAMP系の亢進
・発達にともなうG蛋白などシグナルカスケードの構成要素の形成障害

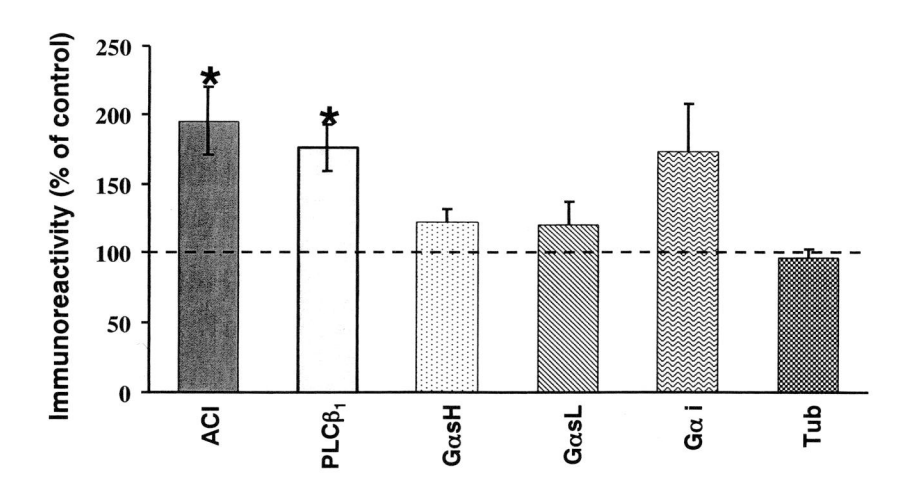

Quantitative estimation of adenylyl cyclase type I, phospholipaseCβ_1, G protein subunits and tubulin levels in frontal cortex membrane from schizophrenia subjects. The values are presented as a percent of control. *<0.05 indicates significant differences compared with the corresponding control values.

図16　慢性分裂病死後脳（前頭葉）におけるAC1型，PLCβ，G蛋白質量の変化

　これらの脳情報伝達系の変化が生来的なものか，生後獲得されたものかは不明であるが，精神分裂病の神経発達障害仮説の観点に立てば，左脳の特異的部位にG蛋白質量の変化が認められることから，発達に伴うG蛋白などシグナルカスケードの構成要素の形成障害もその背景として考えられる。これに関連して我々はG蛋白質量・機能のヒト生後発達による変化を検索している[20]。出生とともにG蛋白質量・機能は増強し2〜3歳時に出生時の約200〜400%増加にしてピークに達し，その後約10歳までに出生時のレベルまで減少することが認められた。このような出生後のシナプスの発達と剪定（prunning）は霊長類において初めて認められる現象であり，ヒトの精神疾患の成因を考える上で重要な視点を提供してくれる。

まとめ

　気分障害治療薬の作用機序から推察された脳情報伝達系の異常はうつ病死後脳においても確認さ

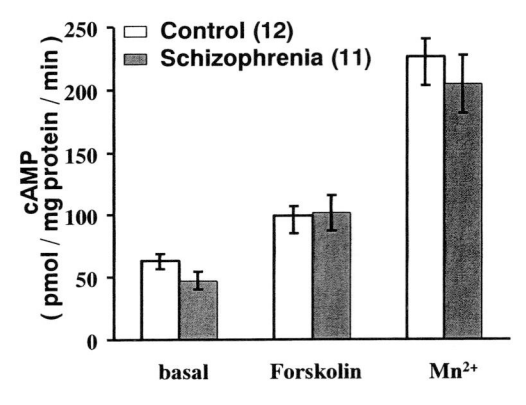

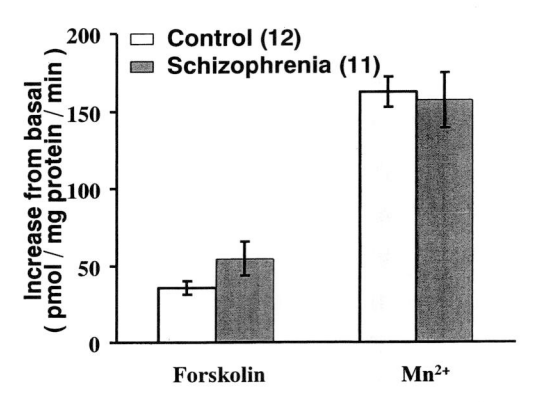

Forskolin and Mn^{2+}-stimulated adenylyl cyclase activity in frontal cortex membrane from schizophrenia and control subjects.

Increase from basal adenylyl cyclase activity by Forskolin and Mn^{2+} in frontal cortex membrane from schizophrenia and control subjects.

There are no significant differences compared with the control values.

図17 慢性分裂病死後脳（前頭葉）におけるカルシウム非存在下AC活性の変化

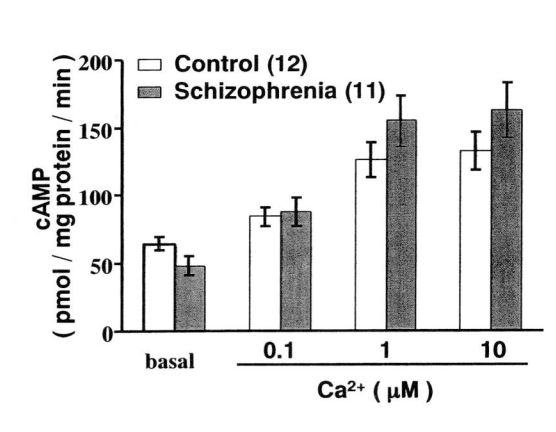

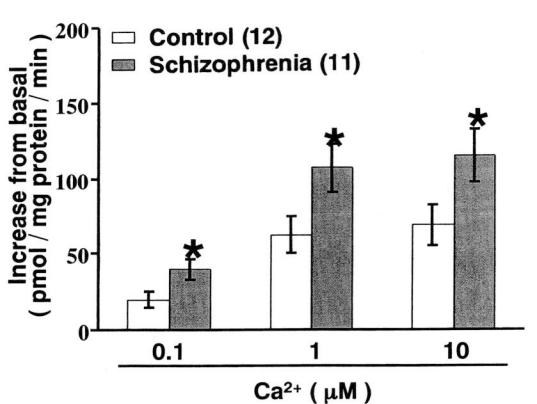

Ca^{2+}-stimulated adenylyl cyclase activity in frontal cortex membrane from schizophrenia and control subjects.

Increase from basal adenylyl cyclase activity by Ca^{2+} in frontal cortex membrane from schizophrenia and control subjects.

*<0.05 indicates significant differences compared with the control values.

図18 慢性分裂病死後脳（前頭葉）におけるカルシウム・カルモデュリン刺激AC活性の変化

れた（図19）。cAMP・IPs産生系変化は下流にある転写因子とそれに伴う神経可塑性に関連する遺伝子群の発現を変化させ，おそらく神経細胞の発芽，細胞死（アポトーシス）に影響を与える。すなわち情報伝達に関連した脳シグナルカスケードの変化→脳内遺伝子・蛋白発現→神経可塑的変化→神経回路網の改変のカスケードが気分障害の病態に重要な意義を持っていると考えられる。さらに最近臨床的画像研究により長期のストレスに伴うPTSD患者や再発再燃を繰り返しやすい気分障害患者のMRI・病理所見での海馬の細胞死・委縮やPETにおける前頭葉血流低下を起こすことが明らかにされてきている。以上のことは気分障害を従来考えられていた機能性の脳障害として

表10 うつ病と精神分裂病者死後脳（前頭葉）における脳情報伝系の変化

		うつ病	分裂病
cAMP系	AC基礎活性値	↓	―
	Ca^{2+}刺激AC活性	↑	↑
	ACI量	↑	↑
	リン酸化CREB	↓	
	Gs,i蛋白質量	―	―
IPs系	Gq蛋白質量	―	―
	GTPγS，5-HT刺激活性	↑	↑
	PLCβ蛋白量	↑	↑

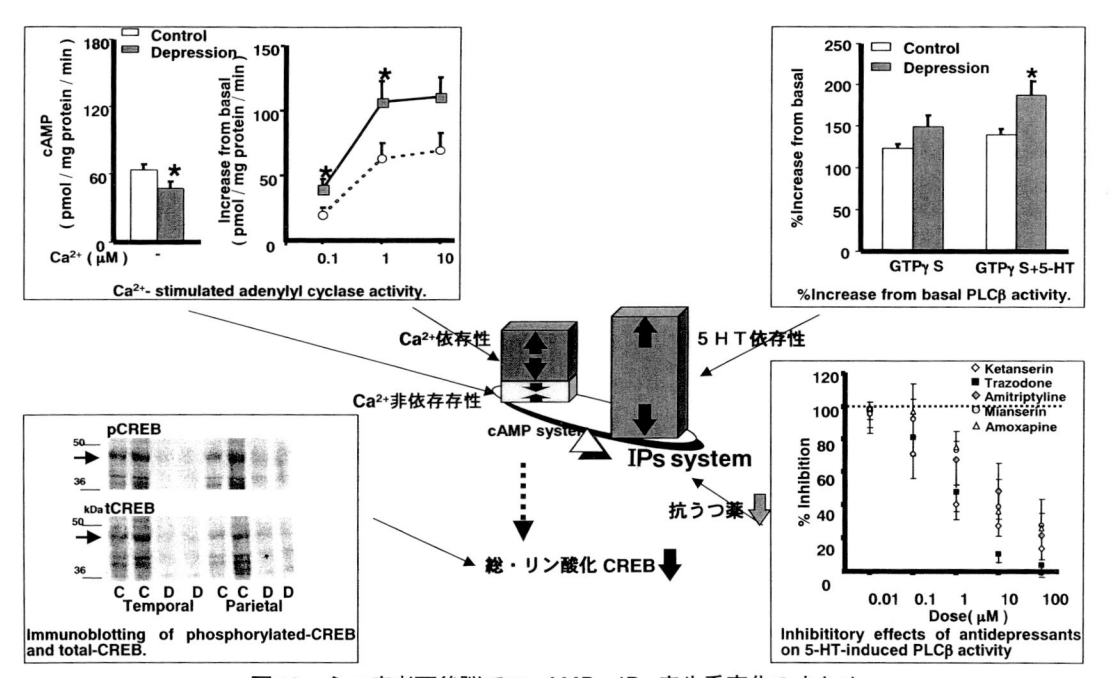

図19 うつ病者死後脳でのcAMP・IPs産生系変化のまとめ

捉えきるばかりではなく，2次メッセンジャーを中心とした脳情報伝達系機能の変化を通じた器質的・構造的障害という面からも考慮すべきであることを示している。

文献

1) Avissar S, Schreiber G, Danon A, Belmaker RH (1988) Lithium inhibits adrenergic and cholinergic increases GTP binding in rat cortex. Nature 331：440-442

2) Avissar S, Schreiber G (1992) The involvement of guanine nucleotide binding proteins in the pathogenesis and treatment of affective disorders. Biol. Psychiatry 31：435-459

3) Coull MA, Lowther S, Katona CLE, Horton RW (2000) Poatmortem studies of brain phos-

phatidylinositol hydrolysis in depression and the effect of antidepressant treatment. Int. J. Neuropsychopharm. 3：109-115

4) Cowburn RF, Marcusson JO, Eriksson A, Wiehanger B, O'Neill C (1994) Adenylate cyclase activity and Gprotein subunit levels in postmortem frontal cortex of suicicde victims, Brain Res. 633：297-304

5) Dowlatshahi D, MacQueen GM, Wang JF, Reiach JS, Young LT (1999) G Protein-coupled cyclic AMP signaling in postmortem brain of subjects with mood disorders：effects of diagnosis, suicide, and treatment at the time of death. J.Neurochem. 73(3)：1121-1126

6) Duman RS, Heninger GR, Nestler EJ (1997) A molecular and cellular theory of depression Archives of General Psychiatry. 54(7)：597-606

7) Duman RS (1999) Neuropharmacology in the next millennium：promise for breakthrough discoveries. Neuropsychopharmacology, 20：97-98.

8) Gsell W, Lange KW, Pfeuffer R, Heckers S, Heinsen H, Senitz D, Jellinger K, Ransmayr G, Wichart I, Vock R, et al (1993) How to run a brain bank. A report from the Austro-German brain bank. Journal of Neural Transmission. Supplementum. 39：31-70,

9) Janowsky DS, El-Yousef MK, Davis JM, Sekerke HJ (1973) Parasympathetic supression of manic symptoms by physostigmine. Arch Gen Psychiat 28：542-547

10) Jope RS (1999) Anti-bipolar therapy：mechanism of action of lithium. Mol Psychiatry, 4：117-128

11) Jope RS, Song L, Grimes CA, Pacheco MA, Dilley GE, Li X, Meltzer HY, Overholser JC, Stockmeier CA (1998) Selective increases in phosphoinositide signaling activity and G protein levels in postmortem brain from subjects with schizophrenia or alcohol dependence. J.Neurochem. 70(2)：763-71

12) Kusumi I, Koyama T, and Yamashita I (1991)：Serotonin-stimulated Ca^{2+} response is increased in the blood platelets of depressed patients. Biol. Psychiatry. 30：310-312, 1991.

13) Lenox RH, McNamara RK, Papke RL, et al (1998) Neurobiology of lithium：an update. J Clin Psychiatry, 59(suppl 6)：37-47.

14) Manji HK, Lenox RH (1999) Ziskind-Somerfeld Research Award. Protein kinase C signaling in the brain：molecular transduction of mood stabilization in the treatment of manic-depressive illness. Biological Psychiatry. 46(10)：1328-51

15) Menkes DB, Rasenick MM, Wheeler MA, Bitensky MW (1983) Guanosine triphosphate activation of brain adenylate cyclase：Enhancement by long term antidepressant treatment. Science 219：65-67

16) Mikuni M, Kagaya A, Takahashi K, et al (1992) Serotonin but not norepinephrine-induced calcium mobilization of platelets is enhanced in affectivedisorders. Psychopharmacology., 106：311-314

17) Ozawa H and Rasenick M M (1989) Coupling of the stimulatory GTP-binding protein Gs to rat synaptic membrane adenylate cyclase is enhanced subsequent to chronic antidepressant treatment. Mol Pharmacol 36：803-809

18) Ozawa H and Rasenick MM (1991) Chronic electroconvulsive treatment augments coupling of the GTP-binding protein Gs to the catalytic moiety of adenylate cyclase in a manner similar that seen

文 献

with chronic antidepressant drugs. J.Neurochem., 56：330-338

19) Ozawa H and Takahata N (1998) The role of G protein in the pathophysioology and treatment of affective disorders in：Ozawa. H, Saito T, Takahata N (Eds) Signal Transduction in Affective disorders, Springer Verlag, Tokyo, pp 49-67

20) Ozawa H, Ukai W, Kornhuber J, Yamaguchi T, Froelich L, Ikeda H, Saito T, Riederer P (1999) Postnatal ontogeny of GTP binding protein in the human frontal cortex. Life Sciences. 65(22)：2315-23

21) Young LT, Li PP, Kish SJ, Siu KP, Kamble A, Hornykiewicz O, Warsh JJ (1993) Cerebral cortex Gsα protein levels and forskolin-stimulated cyclic AMP formation are increased in bipolar affective disorder. J. Neurochem. 61：890-898

22) Wachtel H (1990) The second -messenger dysbalance hypothesis of affective disorders. Pharmacopsychiatry 23：27-32

第2章 抗うつ薬の作用機序
― 分子神経薬理的アプローチの成果 ―

はじめに

　うつ病・外傷後ストレス障害（PTSD）など心理社会的ストレスが発症に深く関与していると考えられているストレス関連性精神障害の発症機序には，ストレスによって引き起こされる脳内遺伝子の long-term な発現変化が精神症状の変化と密接にリンクしていると思われる。ストレスによる脳内の遺伝子発現が変動するメカニズムとしては，二つの大きな経路が考えられる（図1）。一つはカテコールアミンなどのような神経伝達物質を介した経路であり，シナプス後部の細胞膜上にある受容体の活性化に基づく細胞内・核内情報伝達系の変動を経た遺伝子発現変化である。他方の経路は，コルチゾールなどのようなステロイドホルモンを介する経路であり，直接細胞内にある受容体と結合して核内に移行し転写因子として遺伝子発現を調節する経路である。ストレスによる遺伝子発現変動のメカニズムを考えると，後者のようなステロイドホルモンを介した遺伝子発現の方が一見して重要と想像される。しかしながら，うつ病やPTSD症例すべてで，コルチゾール分泌が亢進しているわけではないし，抗うつ薬の作用機序を考えると，間接的にステロイドホルモン情報伝達系に影響するものの，プライマリーな作用点は神経伝達物質情報伝達系である。このような事実から，ストレス性精神障害の発症メカニズムを解明していく上では，上記2情報伝達系のストレスや抗うつ薬による機能変動を研究していく必要がある。そこで本項では，抗うつ薬の作用機序解明を目標に，ストレスと抗うつ薬による cAMP response element binding protein（CREB）情報伝達系への影響を検討した研究成果を報告する。

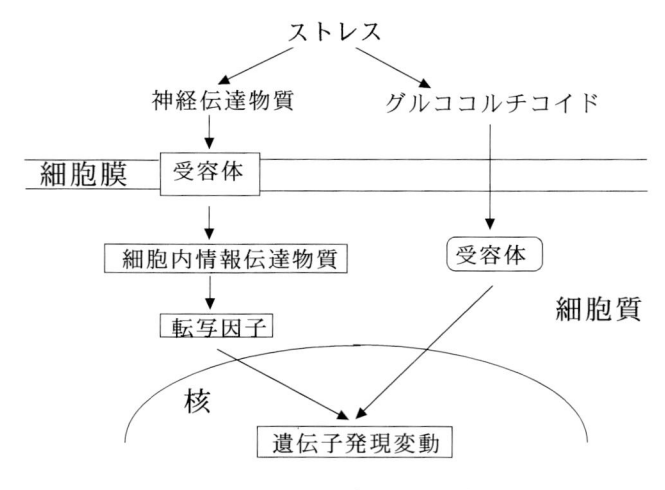

図1　ストレスと遺伝子発現変動

1. 抗うつ薬によるラット脳内遺伝子発現への調節作用

　ストレス負荷によってラットの脳内で転写因子を含む種々の遺伝子発現が変化しているという現象が報告されていることから[10)23)51)]，このような遺伝子発現調節レベルで抗うつ薬が効いていると仮定すると，抗うつ薬投与（特に慢性投与）で同様に遺伝子発現の変動がみられるはずである。そこで神経伝達物質受容体刺激を介して発現が大きく変動する転写因子である c-fos などの immediate early gene（IEG）を標的に，抗うつ薬の作用を解明する研究が行われてきた。その結果，表1 にあるように多くの抗うつ薬が種々の Fos 遺伝子発現に影響することが証明された。特にストレスに前駆して抗うつ薬慢性投与を行うと，抗うつ薬はストレスによる IEG の発現変動を抑制することが幾つかの研究から明らかとされ，このような効果は抗うつ薬の作用機序を検討する上で興味ある現象と見られている。

表1　抗うつ薬投与によるラット脳内 Fos 発現

抗うつ薬	投与法	脳部位	結果	研究者
IMP, DSP, TCP, STL	慢性	前頭葉	IMP, TCP は発現亢進 全薬物ともストレスによる発現亢進を抑制	Morinobu et al.[26)]
DSP	慢性	海馬 扁桃体	ストレスによる発現亢進を抑制	Beck et al.[3)]
FLX, DSP	慢性	前頭葉 海馬	FLX は DOI による発現亢進を増大，DSP は抑制	Tilakaratne et al.[48)]
IMP, DSP, TCP, FLX, NSX, MIA	慢性	扁桃体	IMP．, DSP, TCP は発現亢進，IMP, DSP, NSX のみストレスによる亢進を抑制	Duncan et al.[15)]
IMP, TCP	急性	前頭葉	TCP は発現亢進	Morinobu et al.[27)]
DSP	急性	海馬	発現亢進	Dahmen et al.[11)]
FVX	急性 慢性	扁桃体	急性で亢進，慢性で軽度亢進	Veening et al.[50)]
FLX	急性	海馬 視床下部 視交差上核	発現亢進	Torres et al.[49)]
IMP, CTP	急性	扁桃体	発現亢進	Morelli et al.[25)]
IMP, DSP, FLX, MIA, NFZ, Clorgyline	急性	視交差上核	発現亢進	Mullins et al.[31)]

IMP：イミプラミン，DSP：デジプラミン，FLX：フロキセチン，FVX：フルボキサミン，STL：サートラリン，CTP：シタロプラム，MIA：ミアンセリン，NFZ：ネファゾドン，NSX：ニソキセチン，TCP：トラニールスープラミン

表2　うつ病・PTSD でみられる脳の形態学的異常

MRI を用いた研究
　　戦闘体験に伴う PTSD 患者の海馬の萎縮（Bremner JD et al., 1995[7]）
　　再発性大うつ病患者の海馬の萎縮（Sheline YI et al., 1996[38]）
　　戦闘体験に伴う PTSD 患者の海馬の萎縮（Gurvits TV et al., 1996[17]）
　　児童期の虐待による女性 PTSD 患者の海馬の萎縮（Stein MB et al., 1997[44]）
　　児童期の虐待による PTSD 患者の海馬の萎縮（Bremner JD et al., 1997[8]）
　　うつ病患者の扁桃体の萎縮（Sheline YI et al., 1998[39]）
　　大うつ病患者の海馬の萎縮（Bremner JD et al., 2000[9]）
　　重症うつ病の海馬・扁桃体の萎縮（Mervaala et al., 2000[24]）
組織形態学的研究
　　感情障害患者死後脳海馬での非錐体細胞の減少（Benes FM et al., 1998[4]）
　　感情障害患者死後脳前頭葉でのグリア細胞の減少（Ongur D et al., 1998[34]）
　　大うつ病患者死後脳前頭葉での神経細胞・グリア細胞の変性（Rajkowska G et al., 1999[35]）

表3　BDNF 遺伝子発現とストレス／抗うつ薬との関係

急性・慢性ストレス	→	BDNF 発現の減少
急性抗うつ薬投与	→	BDNF 発現不変
慢性抗うつ薬投与	→	BDNF 発現の亢進
慢性抗うつ薬前投与＋急性ストレス	→	BDNF 発現の減少の抑制
抗うつ薬＋PDE IV 阻害薬	→	BDNF 発現の亢進
AC 活性薬	→	BDNF 発現の亢進

PDE：フォスフォジエステラーゼ
AC：アデニレートシクラーゼ

2．ストレス性精神障害を引き起こす原因遺伝子の研究

　ストレスや抗うつ薬によって多数の脳内遺伝子発現の変動がみられることが明らかとなってきたが，一体どのような遺伝子の発現障害が原因となってストレス性精神障害が引き起こされるのであろうか？　このような疑問に関しての明らかな解答は，いまのところ得られていない。しかしながら近年の脳画像診断研究の進歩に伴う臨床研究の集積が，原因遺伝子研究にヒントを与えてくれている。その一例が，外傷後ストレス障害や再発性（難治性）うつ病といったストレスが発症と特に密接に関与していると思われる疾患にみられる，海馬の萎縮や大脳皮質の細胞障害の存在である[7)37)38)]（表2）。このような形態学的変化を引き起こすには，どのような遺伝子の発現異常が介在しているのであろうか？　この問題に一つの魅力的な解答を示したのが，brain-derived neurotrophic factor（BDNF）を中心に行われた Duman ら[14)32)]や Smith ら[43)]の研究である。これまでに行われた BDNF とストレスや抗うつ薬との関連を検討した研究成果をまとめると，1）ストレスによってラット海馬や大脳皮質で顕著に BDNF 発現が低下する，2）抗うつ薬投与によって，BDNF 発現が有意に亢進する，3）慢性抗うつ薬投与によってストレス性の BDNF 発現低下が抑

制される，などがあげられる（表3）。従って，慢性ストレス負荷状況下では持続的なBDNF発現低下があり，その結果，ニューロンの機能維持に障害がおよび，これがニューロンの変性を引き起こして，海馬などの萎縮につながるという仮説である。この他にもBDNFのセロトニンニューロン再生に及ぼす効果[21]，BDNFの記憶に及ぼす効果[19)41]，BDNFにみられる抗うつ効果[1)42]などの報告は，BDNF発現低下とストレス性精神障害との関連を示唆する貴重な研究と考えられる。

3．転写因子 cAMP response element binding protein（CREB）のリン酸化機能とストレス性精神障害発症機序への関与の可能性について

ストレスのおよぼす脳内シナプス部への影響を想像すると，単なる一つの神経伝達物質のみが代謝回転を亢進させてその受容体を刺激するとは考え難い。一般的にはノルアドレナリンをはじめ興奮性アミノ酸などの伝達物質の放出亢進や，カルシウムチャンネルを介したカルシウムの細胞内流入が引き起こされ，細胞内情報伝達系は大きく変動すると予想される。従ってストレス負荷は脳内で，シナプス部の神経伝達物質代謝回転や受容体の変動・イオンチャンネルのカレントの変化→細胞内情報伝達物質の機能変化→転写因子の機能変化→核内でのゲノム遺伝子からのmRNAの転写率の変動，といった経路を活性化することになる。ストレスで活性化される代表的な情報伝達物質によって仲介される細胞内情報伝達系の変化を，細胞内情報伝達物質によって分類すると以下に図示するような経路になると思われる（図2）。

このようにストレスで活性化されると予想される異なった情報伝達経路が，核内では共通してCREBのリン酸化という変化を引き起こすことになるだけに，ストレスによる精神機能の変化の起点としてCREBリン酸化の障害は重要と思われる[12)18)22]。特に，記憶や学習のメカニズムの研

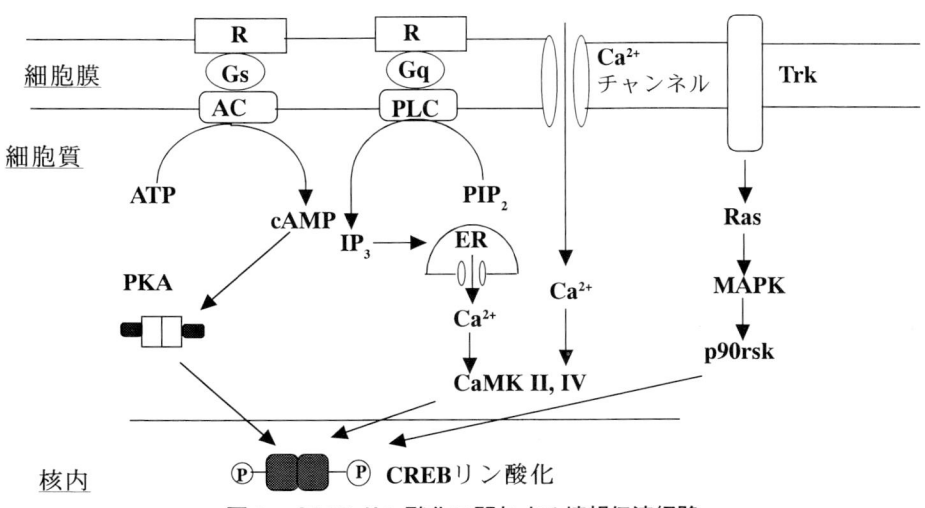

図2　CREBリン酸化に関与する情報伝達経路
R：神経伝達物質受容体　AC：アデニレートシクラーゼ　PLC：フォスフォリパーゼC
PKA：プロテインキナーゼA　CaMK：カルモジュリンキナーゼ　ER：粗面小胞体
PIP_2：フォスファチジルイノシトール2リン酸　IP_3：イノシトール3リン酸
MAPK：MAPキナーゼ　Trk：神経栄養因子受容体

表4　CREBによって転写が調節されている遺伝子

α-2 A adrenergic receptor
activator protein-2 (AP-2)
androgen receptor
brain-derived neurotrohpic factor
c-fos
enkephalin
glucagon
insulin 1
nerve growth factor-inducible factor A (NGF 1-A) (zif 268, krox 24)
renin
somatostation
steroid 11 β-hydroxylase
thyrotropin reecptor
tyrosine hydroxylase
vasoavtive intestinal peptide

究領域でも，CREBリン酸化の亢進がこれらの機能の獲得に必要なことが実験的に示されており，CREBリン酸化機能の変動は，明らかに脳機能の変動に影響していると考えられる[6)20)]。これに加えて，転写因子CREBのリン酸化によって発現の調節されることが，これまでに示されている遺伝子には表4のような遺伝子群が報告されており，この中には上述したストレス性精神障害の原因遺伝子と想像されているBDNFも含まれている[40)46)]。同時に，細胞内のcAMP分解を阻害するphosphodiesterase IV阻害薬と抗うつ薬の投与[16)]や，直接アデニレートシクラーゼを活性化して細胞内cAMP濃度の亢進を引き起こすフォルスコリン誘導体の投与[28)]によって，ラット脳内BDNFの発現亢進が引き起こされるという結果も報告されている。これらの報告をまとめて考えると，ノルアドレナリン情報伝達系の亢進→CREBリン酸化亢進→BDNF発現亢進というカスケードが，抗うつ作用発現の一つのメカニズムである可能性を示していると思われる。

ストレス負荷による脳内CREBリン酸化の変動を我々は検討したので，以下に簡単に結果を報告する。実験にはSprague-Dawley雄性ラット（体重250-300 g）を用い，急性拘束ストレスはナイロンバックによる15，30，45分間の拘束を行った。CREBリン酸化の測定は，phospho-specific CREB (Ser 133) antibody (New England Lab)を用いたimmunoblotting法にて行った。このような実験にて，急性拘束ストレス（30，45分間）負荷によってラット大脳皮質前頭部・海馬内のCREBリン酸化は，有意に亢進しているという結果を得ている（図3）。

同時に抗うつ薬の作用機序に関する幾つかの研究からも，ストレス性精神障害を含む感情障害の病態と転写因子CREBの関連を深く示唆する成果が報告されている[13)33)]。ごく最近の研究が大半であり研究報告もまだ少ないため結果に矛盾のみられる状況であるが，抗うつ薬のCREBリン酸化あるいは転写機能におよぼす影響をみた研究を表5にまとめてみた。転写機能面からみてCREB発現の増減はリン酸化CREBの増減とも関連しており，この意味からCREB発現の変化は転写機能の変化とも連動していると考えられるが，転写機能を評価するにはやはりリン酸化CREBの発現変化を直接検討する方が有利と考えられる。

我々は，選択的セロトニン再取り込み阻害薬であるパロキセチン投与による，ラット大脳皮質前

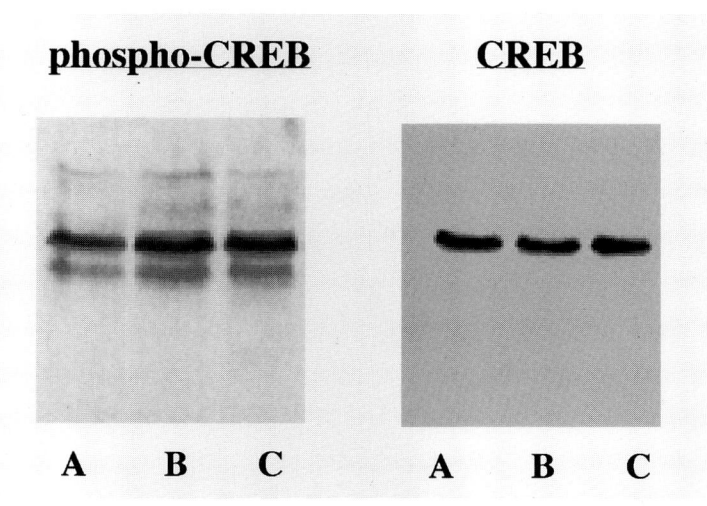

図3 急性拘束ストレスのラット海馬内 CREB リン酸化への影響
A：未処置
B：拘束ストレス (30 min)
C：拘束ストレス (30 min)

表5 慢性抗うつ薬投与と脳内 CREB 発現・機能

CREB 発現			
ラット HP	CREB mRNA 発現増大	IMI, DSP, TCP STL, FLX	(Nibuya M et al., 1996[33])
ラット FC	CREB mRNA 発現不変	venlafaxine	(Rossby SP et al., 1999[36])
ラット FC/HP	CREB 発現不変	paroxetine	(Morinobu S et al., 2000[29])

リン酸化 CREB 発現			
ラット FC	発現減少	venlafaxine	(Rossby SP et al., 1999[36])
ラット FC/HP	発現不変	paroxetine	(Morinobu S et al., 2000[29])
マウス HP/AM	発現亢進	FLX, DSP	(Thome J et al., 2000[47])

FC：前頭葉，HP：海馬，AM：扁桃体
IMI：イミプラミン，DSP：デジプラミン，TCP：トラニールサイプロミン，STL：サートラリン，FLX：フロキセチン

頭部・海馬部の CREB リン酸化について Western blot 法を用いて検討した[29]。その結果，単回投与の15分，30分，60分後におけるリン酸化 CREB 発現の検討では，投与30分後の時点で有意な亢進を示していた。これに対し，14日間の慢性投与後の測定では，最終投与30分後の時点で，単回投与時に見られたような有意な CREB リン酸化の亢進は，起こっていなかった。単回投与時にはセロトニン2A，2C受容体を介してイノシトール三リン酸経由の伝達系が刺激され，その結果細胞内 Ca^{2+} 貯蔵部位から Ca^{2+} の放出が起こり，それにより Ca^{2+}/calmodulin dependent protein kinase (CaMK) 依存性の CREB リン酸化が引き起こされたと考えられる。一方，慢性投与時にみられた，急性刺激による CREB リン酸化亢進に対する抑制のメカニズムとしては，セロトニン受容体を介して CREB リン酸化を引き起こす細胞内シグナルカスケードのどこかに，慢性パロキセチン投与による，CREB リン酸化を抑制するような形での酵素発現の変動が引き起こされたの

ではないかと考えられる。

このような我々の研究結果とは逆に，選択的セロトニン-ノルアドレナリン再取り込み阻害薬である，ベンラファキシン慢性投与（急性投与ではみられず）によって，ラット大脳皮質前頭部でのCREB リン酸化の有意な低下を報告している研究[36]もあり，作用機序の違いによって抗うつ薬によるCREB リン酸化への効果が異なるのか否かの検討を要する。抗うつ薬投与によるCREB のリン酸化を介した遺伝子転写機能を，LacZ レポーター遺伝子を用いて検討した報告もみられる[47]。この研究では，CRE-LacZ レポーター遺伝子を発現させたトランスジェニックマウスを用いて，急性・慢性フロキセチン・デジプラミン・トラニールスープラミン投与によるCREB 転写活性の変化をCREB リン酸化も併せて検討している。慢性抗うつ薬投与によって扁桃体・視床下部でのCREB 転写活性の亢進がみられ，特にフロキセチン慢性投与ではCREB リン酸化の亢進も報告されている。その一方でデジプラミン慢性投与では有意なCREB リン酸化の亢進が検出されず，急性抗うつ薬投与ではフロキセチン・デジプラミン双方とも海馬歯状回でCREB リン酸化を亢進させる傾向のみられたことを報告している。

このように抗うつ薬の長期投与によるCREB の転写機能変化については一致した結論が得られていない状況であるが，CREB のリン酸化機能は抗うつ薬の作用標的の一つと考えられ，今後も抗うつ薬反復投与によるCREB リン酸化状態の時間的変動を検討することは重要と考えられる。

4. リン酸化 CREB の脱リン酸化機能とストレス性精神障害発症機序への関与の可能性について

前項で示したCREB リン酸化過程は，CREB を介した遺伝子発現反応をいわば turn on する過程と考えられる。当然ながらCREB リン酸化状態が長期に持続することは，遺伝子発現に多大な影響を与えることになり，生体の機能を維持していくためにはCREB リン酸化状態を turn off する過程が必要となる。リン酸化されたCREB を脱リン酸化する過程は，リン酸化過程に較べて極めて単純な経路しか現在のところ報告されておらず，カルシウム／カルモジュリン依存性のプロテインフォスファターゼを介した経路のみである[5)45)]。

図4 にリン酸化CREB の脱リン酸化のメカニズムを紹介したが，カルシニューリン（プロテインフォスファターゼ2B）の活性化が起点であり，従って細胞内のカルシウム濃度増大→カルモジュリン活性化→カルシニューリン活性化という経路が脱リン酸化反応の導入になる。活性化されたカルシニューリンは，インヒビター1（I-1）を脱リン酸化するため，I-1 の不活性化が引き起こされる。活性化された状態ではI-1 はプロテインフォスファターゼの一つであるプロテインフォスファターゼ1（PP1）を抑制しているため，不活性化されることによって逆にPP1 の活性化が引き起こされ，その結果リン酸化CREB が脱リン酸化されることになる。

これまでに示してきたようなCREB リン酸化亢進状態がストレス性精神障害の発症メカニズムに密接に関連しているとすると，この亢進状態を引き起こすメカニズムにはリン酸化を司る系の機能亢進と同時に，脱リン酸化を司る系の機能抑制という逆の経路の変化が考えられる。従ってストレスや抗うつ薬の，カルシニューリンやPP1 の発現・機能への影響を明らかとすることも，重要

4．リン酸化CREBの脱リン酸化機能とストレス性精神障害発症機序への関与の可能性について   33

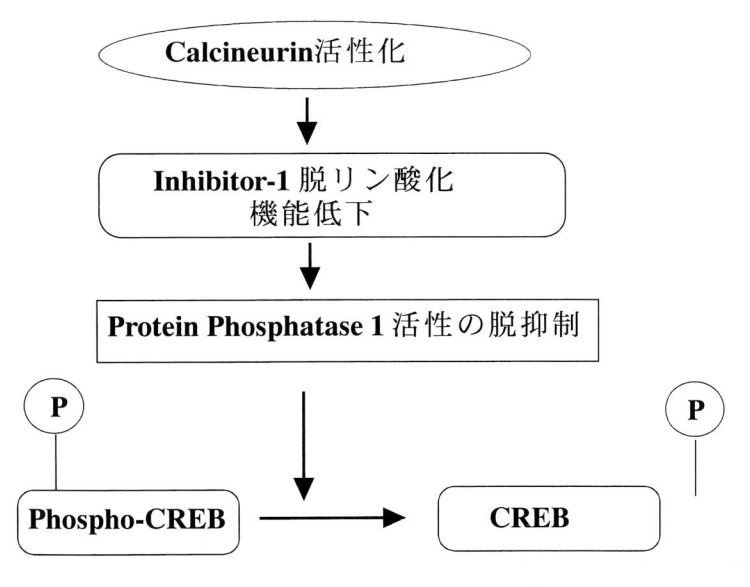

図4　CREB脱リン酸化のメカニズム

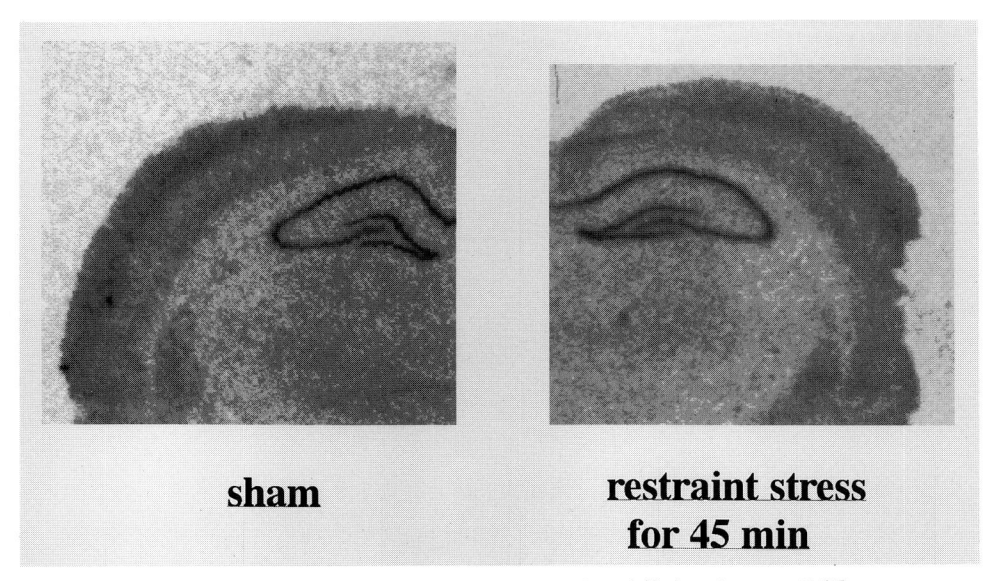

図5　カルシニューリンmRNA発現におよぼす拘束ストレスの影響

な研究と思われる。このようなことから我々は，急性ストレスや抗うつ薬によるカルシニューリンの発現およびセリン／スレオニンフォスファターゼ活性を，ラット大脳皮質前頭部・海馬を用いて検討してきたので，以下に簡単にその結果を示す[30]。カルシニューリンmRNAの発現をノーザンブロット法・in situ hybridization法にて検討したが，急性拘束ストレスや抗うつ薬（イミプラミン・デシプラミン・パロキセチン）の急性・慢性投与ではその発現に有意な変化は見いだせなかった（図5）。カルシニューリンの脱リン酸化能であるセリン／スレオニンフォスファターゼ活性は基質として特異的なphosphopeptide（PP）を用いて，カルシニューリンを除く他のプロテイン

Frontal cortex   **Hippocampus**

図6　抗うつ薬投与によるカルシニューリン活性の変化

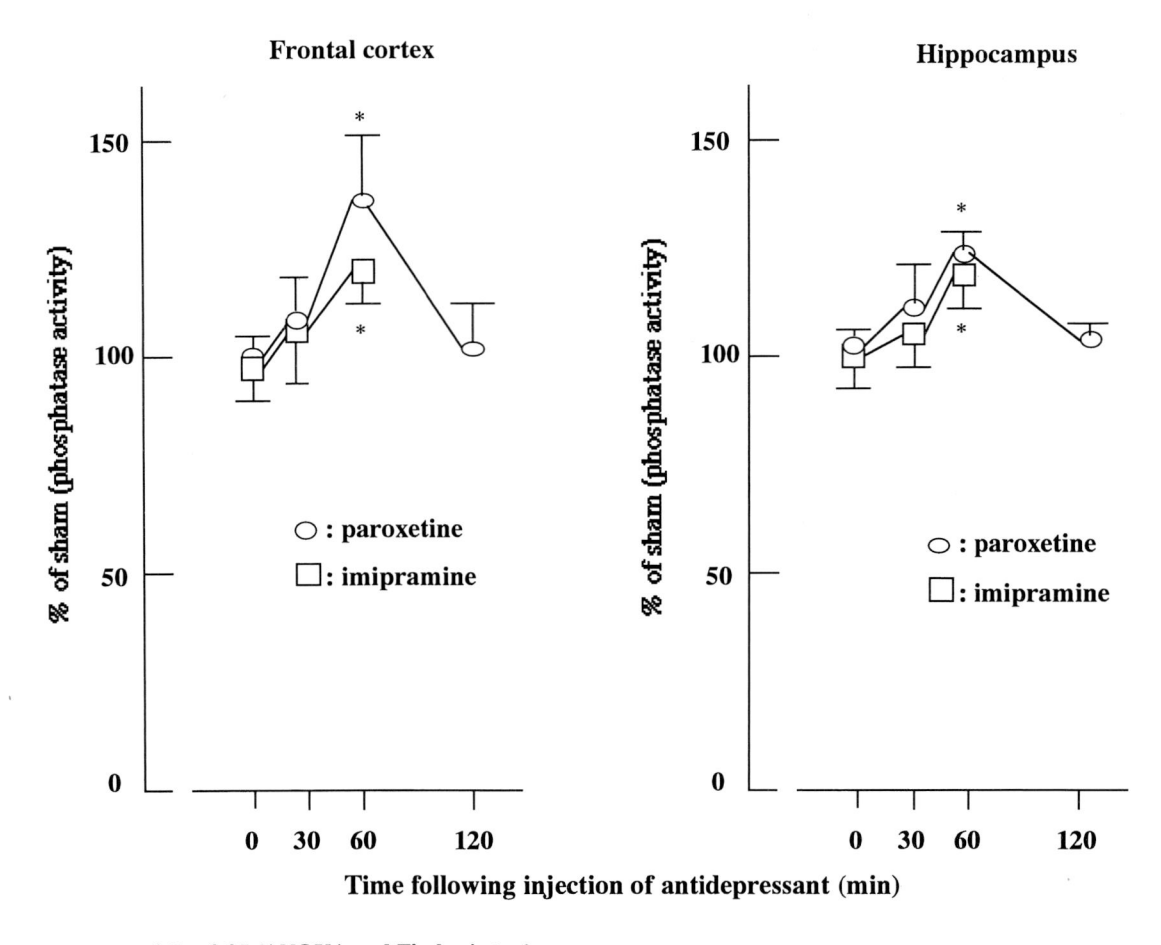

* P < 0.05 (ANOVA and Fischer's test)

フォスファターゼが活性化されないよう調整した反応液条件下でのPP分解によるfree phosphateの量を測定する方法で行った。その結果，急性ストレスによってカルシニューリンは活性化され，急性・慢性抗うつ薬投与によってもカルシニューリンは活性化されることが明らかとなった（図6）。

5．ストレス・抗うつ薬によるCREBリン酸化－脱リン酸化バランスへの影響

これまでに我々の行ってきたストレス・抗うつ薬によるラット大脳皮質前頭部・海馬のCREBリン酸化への効果や，カルシニューリン機能を介したリン酸化CREB脱リン酸化機能への効果を総合的にまとめると図7のようになる。基本的には急性ストレス負荷によって，プロテインキナーゼA・カルシウムなどの変化からCREBリン酸化は促進されるが，その一方でカルシニューリン機能も亢進するためリン酸化CREBの脱リン酸化も促進されることになる。従ってストレスに対する適応が得られている状況下では，CREBリン酸化－脱リン酸化バランスがうまくつり合った形で

5. ストレス・抗うつ薬によるCREBリン酸化−脱リン酸化バランスへの影響

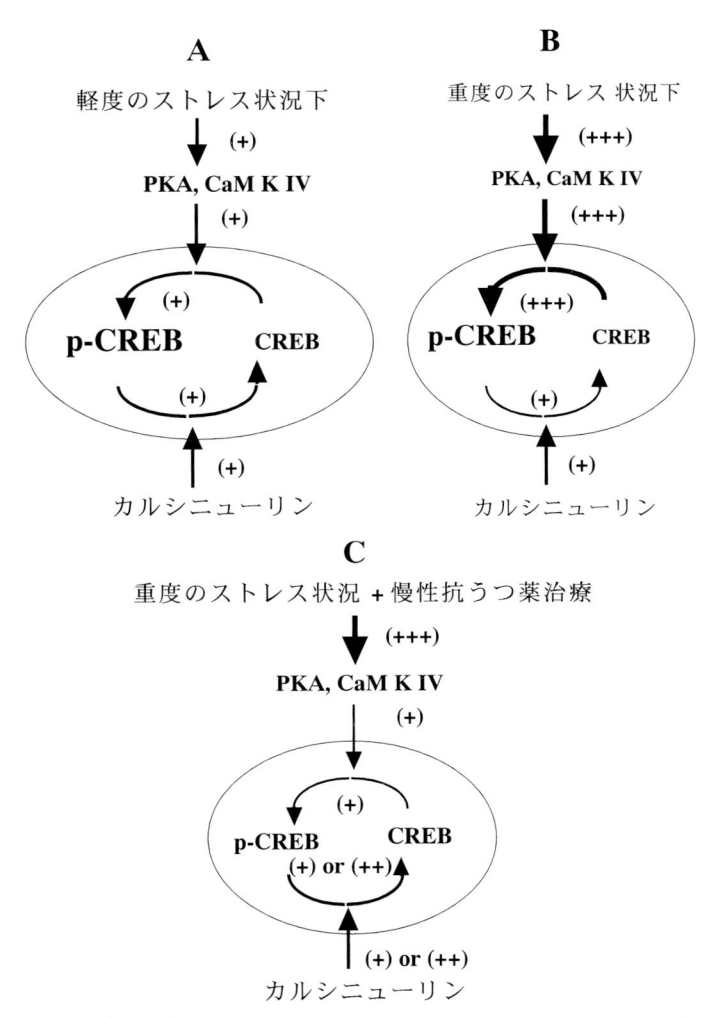

図7 CREBリン酸化−脱リン酸化バランスからみたストレス/抗うつ薬の作用メカニズム

機能しており，持続的な遺伝子発現の変化は引き起こされないと考えられる（図7-A）。今回の我々の研究では明らかにすることができなかったが，PTSDなどの精神障害ではストレスに対する適応が破綻した状況であり，このような状態ではCREBリン酸化−脱リン酸化バランスはリン酸化優位に傾き持続的な遺伝子発現の変化が引き起こされると推測される（図7-B）。

抗うつ薬によるCREBリン酸化−脱リン酸化バランスの変動という点では，抗うつ薬の急性投与でも急性ストレス負荷時と同様に，CREBリン酸化もリン酸化CREB脱リン酸化も亢進して，CREBリン酸化−脱リン酸化バランスがうまくつり合った形で機能しており，持続的な遺伝子発現の変化は引き起こされないと考えられる。慢性投与の状況下では，これはまだイミプラミン・パロキセチンのみの結果であり一般化には問題が残るが，急性投与時にみられたようなCREBリン酸化の亢進はなく，むしろカルシニューリン機能の亢進がみられた。このような結果は，慢性抗うつ薬投与によってCREBリン酸化を引き起こす系に関与する物質の発現が抑制されることや，リン酸化CREBの脱リン酸化促進が持続して引き起こされることなどから，CREBリン酸化−脱リ

ン酸化バランスが脱リン酸化優位に傾き，細胞外からの刺激に対する遺伝子発現変動を抑える形で働いていると推論される（図7-C）。

まとめ

うつ病を含むストレス性精神障害の発症メカニズムをストレスによる持続的な遺伝子発現の変動と考えて，ストレスによって活性化される複数の情報伝達系を介した遺伝子発現に関わりのある転写因子CREBのリン酸化機能に焦点を当てた我々の研究を，これに関連した文献も合わせてここに紹介した。しかしながら脳内にはCREB以外にも，AP-1, serum response element, NF-kBなど多くの転写因子が機能していることが報告されている。従ってここで主に紹介したCREBの機能変化のみで，ストレスや抗うつ薬による遺伝子発現の調節を結論することはできないと思われる。特にごく最近のBadingらの報告[2]を参考にすれば，図8に示すようにシナプス部で受ける刺激の強度の違いによって細胞内カルシウムの増大する場所が異なり，このような機序から引き続いて活性化される転写因子の種類も異なることが培養細胞を用いた実験で明らかにされている。このような結果からストレス性精神障害の発症機序となる遺伝子発現の変動は，ストレスの強度の違いに伴うCREBリン酸化ー脱リン酸化バランスの乱れではなく，ストレスの強度に伴い活性化される転写因子の種類の違いによって引き起こされるのかもしれない。優位に活性化される転写因子が違うことによって，発現される遺伝子も異なってくる可能性はあると思われる。今後の研究としてCREBによって発現が調節される遺伝子の中でどのような遺伝子がストレス性精神障害の発症に重要であるか（いわゆる標的遺伝子）を検討することや，遺伝子操作動物を用いてCREBリン酸化機能欠損個体でのストレスによる行動研究や遺伝子発現研究なども必要と考えられる。このようなCREBに焦点を当てた研究のみでなく，ストレスの強度による細胞内カルシウム濃度変化の違

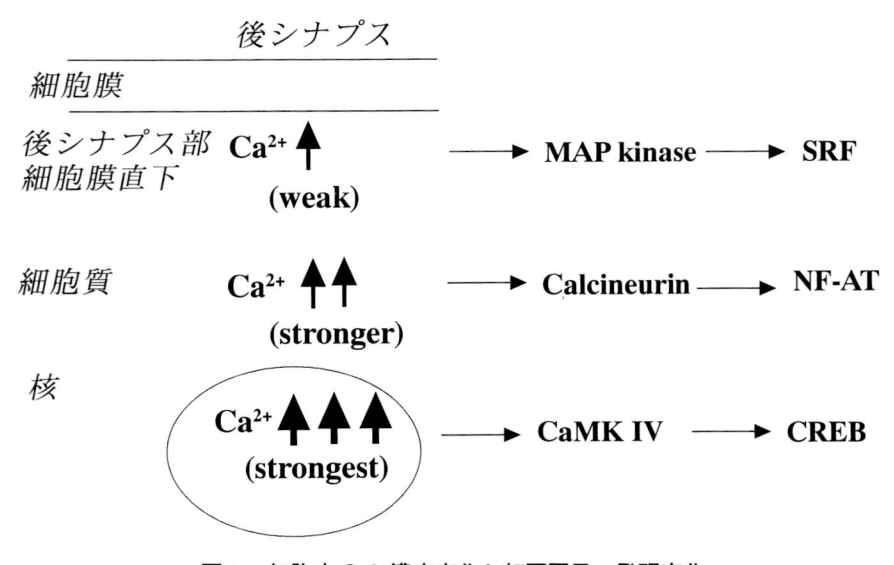

```
                    後シナプス
        ─────────────────────────
細胞膜
        ─────────────────────────
後シナプス部   Ca²⁺ ↑        ──→ MAP kinase ──→ SRF
細胞膜直下       (weak)

細胞質         Ca²⁺ ↑↑       ──→ Calcineurin ──→ NF-AT
              (stronger)

核          ( Ca²⁺ ↑↑↑ )    ──→ CaMK IV   ──→ CREB
             (strongest)
```

図8 細胞内 Ca^{2+} 濃度変化と転写因子の発現変化

いや活性化される転写因子の違いを明らかにすることも，ストレス性精神障害の病態メカニズムを明らかとする上で必須の研究と思われる。

文　献

1) Altar CA (1999) Neurotrophins and depression. Trends Pharmacol Sci, 20：59-61.
2) Bading H, Hardingham GE, Chawla S, et al (2000) Nuclear calcium：key regulator of gene transcription by neuronal activity. International symposium on neuronal signaling and protein phosphorylation-dephosphorylation Abstr, 40.
3) Beck CH and Fibiger HC (1995) Chronic desipramine alters stress-induced behaviors and regional expression of the immediate early gene, c-fos. Pharmacol Biochem Behav, 51：331-338.
4) Benes FM, Kwok EW, Vincent SL, et al (1998) A reduction of nonpyramidal cells in sector CA 2 of schizophrenics and manic depressives. Biol Psychiat, 44：88-97.
5) Bito H, Deisseroth K, Tsien RW (1996) CREB phophorylation and dephophorylation：A Ca^{2+} and stimulus duration-dependent switch for hippocampal gene expression. Cell 87：1203-1214.
6) Bourtchuladze R, Frenguelli B, Biendy J, et al (1994) Deficient long-term memory in mice with a targeted mutation of the cAMP-responsive element-binding protein. Cell 79：59-68.
7) Bremner JD, Randall P, Scott T, et al (1995) MRI-based measurement of hippocampal volume in patients with combat-related posttraumatic stress disorder. Am J Psychiat, 152：973-981.
8) Bremner JD, Randall P, Vermetten E, et al (1997) Magnetic resonance imaging-based measurement of hippocampal volume in posttraumatic stress disorder related to childhood physical and sexual abuse-a preliminary report. Biol Psychiat 41：23-32.
9) Bremner JD (2000) Hippocampal volume reduction in major depression. Am J Psychiat, 157：115-118.
10) Cullinan WE, Herman JP, Battaglia DF, et al (1995) Pattern and time course of immediate eraly gene expression in rat brain following acute stress. Neuroscience 64：477-505.
11) Dahmen N, Fehr C, Reuss S, et al (1997) Stimulation of immediate early gene expression by desipramine in rat brain. Biol Psychiat 42：317-323.
12) Dash PK, Karl KA, Colicos MA, et al (1991) cAMP response element-binding protein is activated by Ca^{2+}/calmodulin as well as cAMP dependent protein kinase. Proc Natl Acad Sci USA, 88：5061-5065.
13) Dawlatshahi D, Macqueen GM, Wang JF, Young LT (1998) Increased temporal cortex CREB concentrations and antidepressant treatment in major depression. Lancet 352：1754-1755.
14) Duman RS, Heninger GR, Nestler EJ (1997) A molecular and cellular theory of depression. Arch Gen Psychiat, 54：597-606.
15) Duncan GE, Knapp DJ, Johnson KB, et al (1996) Functional classification of antidepressants based on antagonism of swim stress-induced fos-like immunoreactivity. J Pharmacol Exp Ther, 277：1076-1089.
16) Fujimaki K, Morinobu S, Duman RS (2000) Administration of a cAMP phosphodiesterase 4 inhibitor enhances antidepressant-induction of BDNF mRNA in rat hippocampus. Neuropsycho-

pharmacol, 22 : 41-51.
17) Gurvits TV, Shenton ME, Hokama H, et al (1996) Magnetic resonance imaging study of hippocampal volume in chronic combat-related posttraumatic stress disorder. Biol Psychiat, 40 : 1091-1099.
18) Gonzalez GA and Montmity MR (1989) Cyclic AMP stimulates somatosatatin gene transcription by phosphorylation of CREB at Ser-133. Cell 59 : 675-680.
19) Hall J, Thomas KL, Everitt BJ (2000) Rapid and selective induction of BDNF expression in the hippocampus during contextual learning. Nat Neurosci, 3 : 533-535.
20) Impey S, Smith DM, Obrietan K, et al (1998) Stimulation of cAMP response element (CRE) -mediated transcription during contextual learning. Nat Neurosci, 1 : 595-601.
21) Mamounas LA, Blue ME, Siuciak JA, et al (1995) Brain-derived neurotrophic factor promotes the survival and sprouting of serotonergic axons in rat brain. J Neurosci, 15 : 7929-7939.
22) Mayford M and Kandel ER (1999) Genetic approaches to memory storage. Trends Genet, 15 : 463-470.
23) Melia KR, Ryabinin AE, Schroeder R, et al (1994) Induction and habituation of immediate early gene expression in rat brain by acute and repeated restraint stress. J Neurosci, 14 : 5929-5938.
24) Mervaala E, Fohr J, Kononen M, et al (2000) Quantitative MRI of the hippocampus and amygdala in severe depression. Psychol Med, 30 : 117-125.
25) Morelli M, Pinna A, Rulu S, et al (1999) Induction of Fos-like-immunoreactivity in the central extended amygdala by antidepressant drugs. Synapse 31 : 1-4.
26) Morinobu S, Nibuya M, Duman RS (1995) Chronic antidepressant treatment down-regulates the induction of c-fos mRNA in response to acute stress in rat frontal cortex. Neuropsychopharmacol 12 : 221-228.
27) Morinobu S, Strausbaugh H, Terwilliger R, et al (1997) Regulation of c-Fos and NGF 1-A by antidepressant treatments. Synapse 25 : 313-320.
28) Morinobu S, Fujimaki K, Okuyama N, et al (2000) Stimulation of adenylyl cyclase and induction of brain-derived neurotrophic factor and trkB mRNA by NKH 477, a novel and potent forskolin derivative. J Neurochem 72 : 2198-2205.
29) Morinobu S, David SR, Fujimaki K et al (2000) Regulation of phosphorylation of cyclic AMP response element-binding protein by paroxetine treatments. Clin Neuropharmacol, 23 : 106-109.
30) Morinobu S, Fujimaki K, Takahashi J, et al The influence of restraint stress on the expression and the serine-threonine phosphatase activity of calcineurin in the rat brain. Synapse (in press).
31) Mullins UL, Gianutsos G, Eison AS (1999) Effects of antidepressants on 5-HT 7 receptor regulation in the rat hippocampus. Neuropsychopharmacol, 21 : 352-367.
32) Nibuya M, Morinobu M, Duman RS (1995) Regulation of BDNF and trkB mRNA in rat brain by chronic electroconvulsive seizure and antidepressant drug treatments. J Neurosci, 15 : 7539-7547.
33) Nibuya M, Nestler EJ, Duman RS (1996) Chronic antidepressant administration increases the expression of cAMP response element binding protein in rat hippocampus. J Neurosci, 16 : 2365-2372.
34) Ongur D, Drevets WC, Price JL (1998) Glial reduction in the subgenual prefrontal cortex in mood disorders. Proc Natl Acad Sci USA, 95 : 13290-13295.

文　献

35) Rajkowska G, Miguel-Hidalgo JJ, Wei J, et al (1999) Morphometric evidence for neuronal and glial prefrontal cell pathology in major depression. Biol Psychiat 45：1085-1098.
36) Rossby SP, Manier DH, Liang S, et al (1999) Pharmacological actions of the antidepressant venlafaxine beyond aminergic receptors. Int J Neuropsychopharmacol, 2：1-8.
37) Sapolsky RM (1996) Why stress is bad for your brain. Science 273：749-750.
38) Sheline YI, Wang PW, Gado MH, et al (1996) Hippocampal atrophy in recurrent major depression.
39) Sheline YI, Gado MH, Price JL (1998) Amygdala core nuclei volumes are decreased in recurrent major depression. Neuroreport 9：2023-2028.
40) Shieh PB, Hu S-C, Bobb K, et al (1998) Identification of a signaling pathway involved in calcium regulation of BDNF expression. Neuron 20：727-740.
41) Siuciak JA, Atlar CA, Wiegand SJ, et al (1994) Antinocieptive effect of brain-derived neurotrophic factor and neurotrophin-3. Brain Res, 633：326-330.
42) Siuciak JA, Lewis D, Wiegand SJ, et al (1997) Antidepressant-like effect of brain-derived neurotrophic factor. Pharmacol Biochem Behav, 56：131-137.
43) Smith MA, Makino S, Kvetnansky R, et al (1995) Stress and glucocorticoids affect the expression of brain-derived neurotrophic factor and neurotrophin-3 mRNAs in the hippocampus. J Neurosci, 15：1768-1777.
44) Stein MB, Koverola C, Hanna C, et al (1997) Hippocampal volume in women victimized by childhood sexual abuse. Psychol Med, 27：951-959.
45) Stemmer PM, Wang X, Krinks MH, et al (1995) Factors responsible for the Ca^{2+}-dependent inactivation of calcineurin. FEBS lett, 374：237-240.
46) Tao X, Finkbeiner S, Arnold DB et al (1998) Ca^{2+} influx regulates BDNF transcription by a CREB family transcription factor-dependent mechanism. Neuron 20：709-726.
47) Thome J., Sakai N., Shin K. -H., et al (2000) cAMP response element-mediated gene transcription is upregulated by chronic antidepressant treatment. J Neurosci, 20：4030-4036.
48) Tilakaratne N, Yang Z, Friedman E (1995) Chronic fluoxetine or desmethylimipramine treatment alters 5-HT 2 receptor mediated c-fos gene expression. Eur J Pharmacol, 290：263-266.
49) Torres G, Horowitz JM, Laflamme N, et al (1998) Fluoxetine induces the transcription of genes encoding c-fos, corticotropin-releasing factor and its type 1 receptor in rat brain. Neurosci 87：463-477.
50) Veening JG, Coolen LM, Spooren WJ, et al (1998) Patterns of c-fos expression induced by fluvoxamine are different after acute vs. chronic oral administration. Eur Neuropsychopharmacol, 8：213-226.
51) Watanabe Y, Stone E, McEwen BS (1994) Induction and habituation of c-fos and zif/268 by acute and repeated stressors. Neuroreport 5：1321-1324.

第3章 うつ病の病態とカルシウム

はじめに

これまでに，うつ病においてモノアミン，特にセロトニン神経系の異常が示唆され，セロトニン欠乏仮説[22]やセロトニン受容体過敏仮説[2]などが提唱されてきた。しかし，どれも決定的な仮説とは言えず，さらに近年ではセロトニン-2A受容体などを介した細胞内情報伝達系に興味が集まり，我々の研究室でも特に『細胞内カルシウム』を中心に検討を重ねている。

これまでうつ病治療薬として三環系抗うつ薬が多くの患者の治療に寄与してきた。これら三環系抗うつ薬の作用機序はモノアミン再取り込み阻害作用にあると信じられており，現在もセロトニン再取り込み阻害作用を持つ薬物が抗うつ薬として開発されつつある。しかし，従来の抗うつ薬では完治しない難治性うつ病，遷延性うつ病の症例が少なからず存在することからも，新しい視点からの治療薬の開発が必要と考えられている。近年，カルシウム拮抗薬が躁うつ病に対して有効であったという臨床報告がいくつかされるようになり，新規治療薬といった観点からも，『細胞内カルシウム』が注目されている。

このように，うつ病を始めとした感情障害の病因にとって細胞内カルシウム情報伝達系が重要な役割を担っている可能性があり，これらの関連を解明することが感情障害の理解とその治療にとって必要であると考えられる。本稿では感情障害における細胞内カルシウム情報伝達系に関する報告を紹介し，加えて，細胞内カルシウム情報伝達系の調節機構に関して，我々の成績を交えて概観する。

1．感情障害における病態

a．うつ病とセロトニン

1960年代に，降圧薬でありシナプス小胞からアミン放出を促進し最終的にはアミンを枯渇させる作用を持つレセルピンがうつ状態を惹起すること，モノアミン酸化酵素阻害薬が抗うつ作用を持つことが知られるようになり，うつ病とモノアミンの関連が推測されるようになった。さらに，うつ病患者の髄液中5-HIAAの低値，うつ病者死後脳におけるセロトニン含量低下などが1970年代から報告され，モノアミンの中でも特にセロトニンに注目が集まるようになった。

抗うつ作用を持つ薬物の多くにセロトニンの再取り込みを阻害する作用のあることが明らかになり，また神経終末のモノアミン酸化酵素を阻害する薬物にも気分昂揚作用のあることから，うつ病ではセロトニンが欠乏しており，抗うつ薬は欠乏したセロトニンをシナプス間隙で増加させること

1. 感情障害における病態

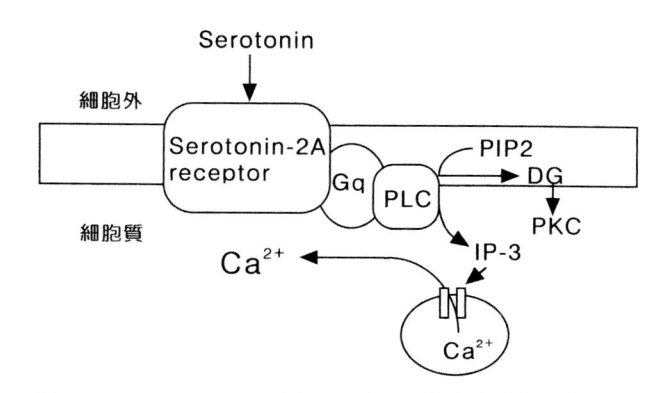

図1 セロトニン-2A受容体を介した細胞内情報伝達系
　セロトニンがセロトニン-2A受容体に結合すると，Gq型のGたんぱく質の活性化，フォスフォリパーゼCの活性化に引き続き，細胞内カルシウムが，貯蔵部位より細胞質内に動員される。

により作用を発揮すると考える「セロトニン欠乏仮説」が1980年代前半にかけて隆盛を極めることとなる[32]。しかしながら，臨床研究からの報告が多くなるにつれ，うつ病患者におけるセロトニンの低値を再現できず，その後に開発された四環系抗うつ薬にモノアミン再取り込み阻害作用のないものがあることなどが明らかとなってきた。また，シナプス間隙で増加したセロトニンはシナプス後部にどのように作用するのかという新たな疑問も湧いてきた。このように一時は隆盛を極めた「セロトニン欠乏仮説」に疑問が投げ掛けられるなか，受容体結合実験や細胞内情報伝達系の測定技術の進歩に伴ううつ病研究の主流は後述するように後シナプスへと変遷していった。しかし，抗うつ薬開発に関しては，安全性の高い薬物に対する期待から，現在でも特異的セロトニン再取り込み阻害作用を軸にして研究が進められており，かなりの成果を挙げている（第4章に詳述）。

b．うつ病とセロトニン-2A受容体

　セロトニン受容体は現在までのところ，セロトニン-1からセロトニン-7の七つのサブタイプに分類されるのが一般的である[1]。このうち，セロトニン-2受容体はA，B，Cの3種の亜型に分類されるが，ともに細胞膜を7回貫通する構造を取ると考えられており，G蛋白質のうちでもGqを活性化することにより，細胞外の情報を細胞内に伝達する。細胞内では，フォスフォリパーゼC活性化を介して細胞内カルシウム濃度を上昇させることが知られている（図1）。

　感情障害におけるセロトニン-2A受容体に関する報告ではうつ病者や自殺者死後脳におけるセロトニン-2A受容体密度の増加が指摘されているが，最近では衝動性などの性格との関連も示唆されている[19]。また，血小板にも中枢神経系と同じ構造のセロトニン-2A受容体が存在することが明らかになり，中枢神経系セロトニン-2A受容体の末梢モデルとして汎用されるようになっている。血小板におけるセロトニン-2A受容体密度もやはり，うつ病患者で増加しているという報告が散見される[20]。

表1 感情障害者血小板における細胞内カルシウム動員系の変化

著者	患者群	刺激	結果
Dubovsky et al. (1989)	うつ病	Thr&PAF	不変
Kusumi et al. (1991)	うつ状態	セロトニン	亢進
		Thr	不変
Mikuni et al. (1992)	うつ病	セロトニン	亢進
		ノルアドレナリン	不変
Eckert et al. (1993)	うつ病	セロトニン	亢進
		Thr	不変
Yamawaki et al. (1996)	うつ病	セロトニン	亢進
Konopla et al. (1996)	うつ病	セロトニン	亢進
Delisi et al. (1997)	うつ病	セロトニン	亢進
Tomiyoshi et al. (1999)	うつ病	セロトニン	亢進
Dubovsky et al. (1989)	躁うつ病	Thr&PAF	亢進
	躁病	Thr&PAF	亢進
Tan et al. (1990)	躁うつ病	Thr	亢進
Kusumi et al. (1992)	躁うつ病	Thr	亢進
Okamoto et al. (1995)	躁病	セロトニン	亢進
Berk et al. (1995)	躁うつ病	セロトニン	亢進
Yamawaki et al. (1996)	躁うつ病	セロトニン	亢進

Thr：トロンビン，PAF：platelet-activating factor

c．感情障害患者における細胞内カルシウム動員系

　血小板におけるセロトニン-2A受容体を介した細胞内情報伝達系は中枢神経系におけるのと同様，細胞内カルシウム濃度を上昇させることが知られている。我々の研究でも，うつ病を始めとした感情障害患者血小板におけるセロトニン-2A受容体を介した細胞内カルシウム濃度上昇が亢進しているという結果[24,34)]が得られている。同様の結果がいくつかの施設から報告されており，これは大うつ病，双極性障害ともに見られる現象である。

　一方，双極性感情障害患者の血小板ではセロトニン刺激性細胞内カルシウム動員だけでなく，静止時細胞内カルシウム濃度やトロンビン刺激性細胞内カルシウム濃度上昇が亢進しているという報告も多く見られる。すなわち，単極性感情障害では細胞内カルシウム濃度上昇の亢進はセロトニン-2A受容体に特異的であり，それに対して双極性感情障害においてはセロトニン-2A受容体に限らず細胞内カルシウム濃度変化の亢進が存在するというおおまかな分類ができそうである。これらの報告を表1にまとめた。細胞内カルシウムではないが，うつ病患者血小板を用いて，inositol 1,4,5-trisphosphate受容体を測定したところ，うつ病の群で高値を示したという報告[6)]があり，これはセロトニン-2A受容体に関わらず細胞内カルシウム系が更新していることを示唆する所見である。いずれにしても，細胞内カルシウム情報伝達系を含む経路に障害がありそうだという点では一致している。

　また，北海道大学精神医学グループの研究では，約100名の気分障害患者の血小板内カルシウム濃度を測定しており，他の研究と比較して，その数の多さと，追跡調査の確実性には頭の下がる思いである。その北大のグループの研究では，セロトニン刺激性細胞内カルシウム動員は性格特性と

1．感情障害における病態

も関連がありそうだという結果が得られている[18]。

d．治療後の感情障害患者の血小板におけるカルシウム反応

病相期における細胞内カルシウム動員を測定した報告に比較して，治療後や緩解期に細胞内カルシウム動員を測定した報告は以外と少ない。その中で，前述の北大のグループにおけるうつ病患者の薬物療法前後の細胞内カルシウム動員の研究では，素質依存性（trait-dependent）である可能性を指摘している[17]。一方，抗うつ薬服薬中のうつ病患者では，細胞内カルシウム動員の亢進が改善している[3]という報告と亢進したままである[31]という報告があり一致した見解は得られていない。また，電気けいれん療法前後のうつ病患者の血小板におけるセロトニン刺激性細胞内カルシウム動員を比較して，療法後のカルシウム動員が低下しており，細胞内カルシウム動員が状態依存性（state-dependent）である可能性を指摘する報告もある[27]。

余談ながら，我々は双極性感情障害患者のうち，躁状態がリチウム服用中で緩解している患者では，セロトニン刺激性細胞内カルシウム動員が健常人と同レベルであったという結果を得ている[24]。

e．うつ病と視床下部－下垂体－副腎皮質機能

うつ病患者において副腎皮質ホルモンが高値を示すことは1960年代から報告されており，それ以来，うつ病患者では視床下部－下垂体－副腎皮質機能（H-P-A機能）が亢進していると考えられている。これまでの報告の中で，比較的多く言われているものとしては，血中ACTHやコルチゾール基礎値の上昇，尿中コルチゾールの上昇，髄液中CRHの上昇，副腎の肥大，デキサメサゾン抑制試験における非抑制などが挙げられる。最近では，デキサメサゾン抑制後にCRHを負荷した時のACTHやコルチゾールの反応を測定し，うつ病では過剰反応を示すという報告もされ，その感受性と特異性に関心が集まっている[7]。

f．感情障害とカルシウムチャンネル阻害薬

近年，カルシウムチャンネル拮抗薬が躁病に対して有効であったという臨床報告がいくつかされるようになり，新規治療薬の作用機序といった観点から細胞内カルシウムが注目されている。表2にまとめたようにDubovskyが1982年に急性躁病に対するベラパミルの有効性を報告[5]して以来，症例報告や，他剤との比較検討で，躁病におけるベラパミルの有効性を指摘する報告が，いくつかされている。また，ジルチアゼムやニモジピンに抗躁作用があったという報告もある。しかし，不思議なことに，うつ病に対するカルシウムチャンネル拮抗薬の有効性を検討した報告はその数も少なく，調べた限りではニモジピンの有効性を指摘する報告，ベラパミルがうつ病に有効であったというものがいくつかある程度である。Pazzagliaらは難治性の感情障害患者にニモジピンを使用し，ある程度の有効性を見い出している[26]。以上のように，感情障害，特に躁状態でカルシウムチャンネル拮抗薬の有効性が示唆されるが，うつ状態に対するカルシウムチャンネル拮抗薬の有効性に関しては今後の課題であろう。

表2 精神障害に対するカルシウムチャンネル阻害薬の効果

著者	薬物	結果
躁病		
Dubovsky et al. (1982)	Verapamil	有効（100%）
Giannini et al. (1984)	Verapamil	有効（リチウムと同等）
Caillard (1986)	Diltiazem	有効（71%）
Dubovsky et al. (1986)	Verapamil	有効（71%）
Dose et al. (1986)	Verapamil	有効（88%）
Hoschl et al. (1989)	Verapamil	有効（他の治療法と同等）
Brunet et al. (1990)	Nimodipine	有効
Garza-Trevino (1992)	Verapamil	有効（リチウムと同等）
難治性感情障害		
Pazzaglia et al. (1998)	Nimodipine	有効（33%）
	Nimpdipine&carbamazepine	有効（29%）
うつ病		
Kramer et al. (1988)	Nifedipine	無効
Hoschl et al. (1989)	Verapamil	無効
Walden et al. (1995)	Nimodipine	有効
精神分裂病		
Grebb et al. (1986)	Verapamil	無効
Pickar et al. (1987)	Verapamil	無効
Price et al. (1987)	Verapamil	有効（ハロペリドールと同等）

2．感情障害の病態生理に関する基礎研究

a．実験動物を使ってセロトニン-2A受容体機能亢進を再現してみよう

さて，前述したセロトニン-2A受容体機能が亢進した状態を実験動物で再現し，これがうつ病と同様の行動様式を示すかどうか検討してみたいという学問的興味が湧いてくる。三國のグループはACTHをラットに慢性処置した後に，セロトニン-2A受容体数の増加と同受容体を介した行動が亢進することを見い出し，見事にセロトニン-2A受容体機能亢進を再現してみせた[16,21]。その後，この報告を追試する形で，コルチコステロンやデキサメサゾン慢性処置後にもセロトニン-2A受容体機能が亢進することが示されている。このような慢性処置後ではセロトニン-2A受容体機能の亢進以外に，ラットの体重も減少し，自発運動量も減少傾向にあり，うつ病における行動変化と類似している[8,14]。

一方，これまでの多くの研究により抗うつ薬－特に三環系抗うつ薬－を実験動物に慢性処置するとセロトニン-2A受容体数の減少（down-regulation）することが知られており，同受容体は病的状態では亢進し，薬物治療によりその機能が抑制されるという仮説が提唱できる。ところが，このセロトニン-2A受容体に関する仮説には大きな矛盾が指摘されていた。すなわち，うつ病の治療法の一つとして確立されている電気けいれん療法を実験動物に処置すると，セロトニン-2A受

2. 感情障害の病態生理に関する基礎研究

容体機能が亢進してしまうのである。

　この矛盾を打破すべく，我々はラットにデキサメサゾン慢性処置と同時に電気ショックを与えて，その後のセロトニン-2Ａ受容体機能を検討してみた。その結果，電気ショックはデキサメサゾン慢性処置により亢進した同受容体機能を抑制し，結果的に改善することを見い出したのである[14]。電気ショックに関して既報と逆の結果を得たことについて，その理由をいろいろ考えてみたのだが，可能性の一つとして，既報における抗うつ薬の慢性投与と我々の実験に関しては注射という手段を用いているのに対し，既報における電気ショックでは注射をしていないことに思い至った。実際，生理食塩水を反復注射したラットでもセロトニン-2Ａ受容体数の増加と同受容体機能の亢進が観察され[14]，今回の我々が得た「電気ショックがセロトニン-2Ａ受容体機能を抑制する」という結果は注射という刺激やH-P-A機能亢進ラットを使用していることに起因することが示唆された。臨床的にも，うつ病の患者に抗うつ薬なり電気けいれん療法なりを施行するのであるから，実験動物でも病的状態における電撃ショックの効果を観察するべきではないかと，今回の結果から強く感じたのであるが，読者の皆さんはいかがであろうか。これらを図示すると図2のようにまとめられよう。

　ちなみに，デキサメサゾン慢性処置ラットに炭酸リチウムを併用投与したラットでも，セロトニン-2Ａ受容体機能の亢進が改善された[8]が，これはリチウムの難治性うつ病に対する効果を示しているのではないかと考えている。

　さらに，これらの実験から，受容体の数の変化に較べて行動すなわち受容体機能の変化の方が著明であることに気づいた。図2を見ていただければ，おわかりになると思うが，デキサメサゾン慢性処置による受容体の変化は1.2倍なのに対して行動の変化は2倍であり，行動の変化の方が著明である。このことからも，細胞内カルシウムのような受容体以降の情報伝達系の検討が必要であると再認識しているところである。

b．ストレスと細胞内カルシウム

　前述のように，セロトニン-2Ａ受容体機能の亢進がうつ病に対して何らかの悪影響を及ぼしているとすると，生態内には元来その亢進を抑制しようとする機構が働いているのではないだろうか。セロトニン-2Ａ受容体は，その作働薬の刺激により脱感作されやすい受容体であることが知られている。セロトニン-2Ａ受容体をモデルとした細胞内カルシウム動員系の調節機構に関しては，特に脱感作を中心にして以前詳述しているので今回は割愛する[11]。

　培養細胞のレベルであるが，種々のストレスによりセロトニン-2Ａ受容体機能の低下することが知られている。例えばインターロイキンやリポポリサッカリド（LPS）によるセロトニン誘発性細胞内カルシウム動員の抑制[15,30]や，フッ化ナトリウム（NaF），熱ストレスによるセロトニン刺激性細胞内カルシウム動員の抑制[10,13]である。

　培養細胞Ｃ6がLPSに曝されると，セロトニン-2Ａ受容体を介した細胞内カルシウム動員だけでなく，トロンビン刺激性細胞内カルシウム動員も抑制される。LPS暴露により誘導性一酸化窒素合成酵素（inducible nitric oxide synthase；iNOS）が発現し，これにより細胞内でNOやcyclic GMP（cGMP）産生が亢進し，さらにcGMP依存性プロテインキナーゼが活性化されて，

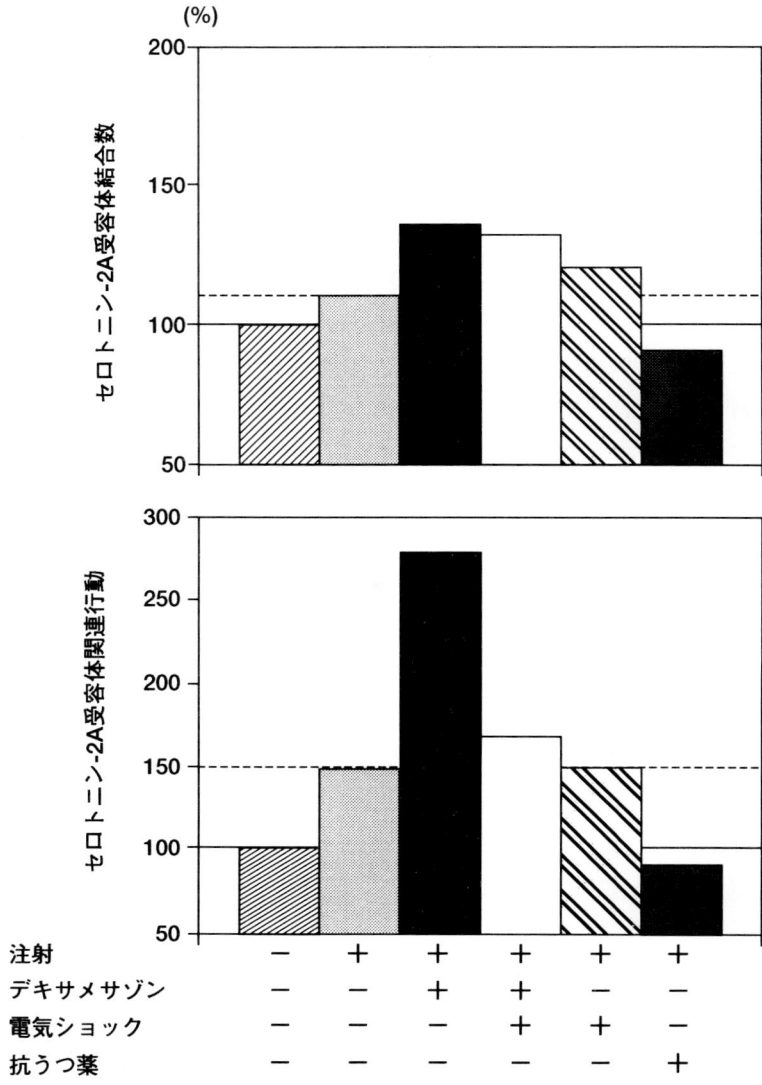

図2 各種処置によるセロトニン-2A受容体数と関連行動の変化

ラットに注射，デキサメサゾン，電気ショック，抗うつ薬の処置を2週間行い，その後にセロトニン-2A受容体数と関連行動の測定を行った。

無処置群を100%として表示している。

注射&デキサメサゾン群と比較して，注射&デキサメサゾン&電気ショック群では，行動の著明な減少が見られる。

注射群と比較して注射&電気ショック群では受容体数，行動ともあまり増加していない。

最終的に細胞内カルシウム動員の抑制に至る[30]ようである（図3）。合成ステロイドであるデキサメサゾンはiNOSの誘導を阻害することにより，細胞内カルシウム動員の抑制を阻害し，結果的に亢進の方向に向かわせる。LPSによる細胞内カルシウム動員の抑制が，細胞における適応機構によるものだとすると，デキサメサゾン処置によるH-P-A機能亢進が適応を破綻させて細胞内カ

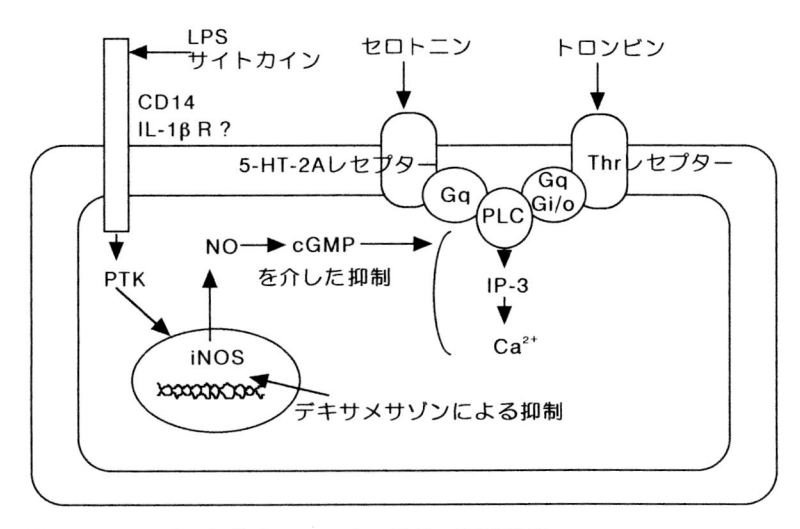

2．感情障害の病態生理に関する基礎研究

図3　LPSによる細胞内カルシウム動員の抑制機構
　　LPS処置はiNOS発現，cGMP依存性プロテインキナーゼを介して細胞内カルシウム動員を抑制し，ストレスによる細胞内カルシウムの過剰に適応すると考えられる。
　　デキサメサゾンはiNOS発現を抑制することにより，細胞内カルシウム動員の抑制を阻害し，結果的に亢進させる。
　　デキサメサゾンには，この他に，セロトニン（5-HT）-2A受容体に対する直接の作用，細胞内カルシウム動員系に対する直接の作用（Muraoka et al. 1993）も知られている。

ルシウム動員を亢進させているという解釈が可能になる。

　不思議なことに，我々の結果では，脱感作に関しては，セロトニン-2A受容体に特異的な反応であるが，LPSや熱ショックなどのストレスに関しては，セロトニン-2A受容体に限らず，細胞内カルシウム動員系全般に対する修飾であると考えられた。

　このようにセロトニン-2A受容体は抑制性の調節をされやすい受容体なので，生体内でもその機能が抑制された状態で働いている可能性が十分考えられる。すなわち，これらの抑制性調節の障害された状態を感受性亢進と捕えている可能性があるわけである。細胞内におけるプロテインキナーゼC，カルモジュリン依存性の経路あるいはチロシンキナーゼの機能不全や，ホルモンの作用としてのH-P-A機能の亢進によりセロトニン-2A受容体が感受性亢進となる可能性が考えられる。

c．抗うつ薬と細胞内カルシウム

　これまでうつ病治療薬として多くの患者の治療に寄与してきた三環系抗うつ薬の作用機序もセロトニン再取り込み阻害作用にあると考えられており，現在もセロトニン再取り込み阻害作用を持つ薬物が抗うつ薬として開発されつつある。ところが一方では，ミアンセリンなどの抗うつ薬はモノアミン再取り込み阻害作用を持たない，コカインやアンフェタミンはモノアミン再取り込みを阻害するが抗うつ作用を持たない，など矛盾した結果がいくつか報告されるようになっている。これらの矛盾の解決にはどうすれば良いかを考えるにあたって，我々の教室では前述の結果から『細胞内

カルシウム』に着目し研究を行ってきた。

細胞外の情報は一般に，細胞膜上の受容体を介して細胞内に伝達されるが，カルシウムイオンはその細胞内情報伝達において重要な役割を演じている。細胞内カルシウム濃度を上昇させる機構としては，セロトニン-2A受容体のようにフォスフォリパーゼCと共役する受容体，セロトニン-3受容体のようにカルシウムチャンネルと共役する受容体のほか，電位依存性カルシウムチャンネル，ナトリウム／カルシウム交換系などが知られている。これらを介して増加した細胞内カルシウムはリン酸化酵素を活性化したり，種々の細胞機能を調節する。

当教室の研究においてもイミプラミン，アミトリプチリン，ミアンセリンなどが，ラット前大脳皮質初代培養細胞における細胞内カルシウム濃度自発変動を抑制したり，脱分極による細胞内カルシウム濃度上昇やアセチルコリン受容体やノルアドレナリン受容体刺激性細胞内カルシウム濃度上昇を同程度に抑制することを報告している[28]。この他にも，抗うつ薬がN-メチル-D-アスパラギン酸やカイニン酸による細胞内カルシウム濃度上昇も抑制する[4]ことが報告されており，我々の研究でも確認されている。最近，我々は抑制性神経伝達物質と考えられていたガンマアミノ酪酸（GABA）が，一定の条件下では興奮性にカルシウムの細胞内への流入を惹起する[29]ことを明らかにしたが，イミプラミンなどの抗うつ薬がこのGABAによるカルシウム反応に対しても抑制性に作用する結果を得ている。しかしながら，これらの研究で使用している多くの抗うつ薬の濃度は30〜100 μMと臨床における有効血中濃度と比較して約百倍の高濃度であり，また試験管内での急性の作用のみを検討しているために臨床的な抗うつ薬の効果発現との間に時間的矛盾が存在する。これらの結果を臨床に還元するには，まだまだ道程が遠く続いているようである。

d．リチウムと細胞内カルシウム

リチウムの作用機序に関する研究はこれまでも多くなされ，種々の興味深い報告がされている。これまでのリチウムの作用機序としてはイノシトール代謝の阻害が代表的であったが，最近はそれ以外の細胞内情報伝達系に対するリチウムの作用に興味が集まり，Gタンパク質，AP-1などの他，グリコゲン・シンセース・キナーゼ-3 (glycogen synthase kinase-3；GSK-3) やセリン／スレオニン・キナーゼ（Akt）に対する作用が報告されている[9,33]。

不思議なことに，細胞内カルシウムに対するリチウムの効果を検討した報告は少ない。我々は以前，ラット海馬のスライスを使用してリチウムの急性効果を検討し，リチウムが上昇した細胞内カルシウムの排泄を増強する可能性を報告した[25]。さらに，亜急性の効果を検討するために培養細胞C6を用いて，トロンビン刺激性細胞内カルシウム動員を測定している。トロンビンによる細胞内カルシウム動員を検討したのは，前述のように，躁うつ病ではセロトニンばかりでなくトロンビン刺激性細胞内カルシウム動員も亢進しているからである。培養細胞をリチウムで前処置しておくと，その後のトロンビン刺激性細胞内カルシウム動員が抑制されるが，この抑制はリチウムの濃度1〜10 mM，前処置の時間9〜24時間で明らかであった。また，この条件ではセロトニン刺激性細胞内カルシウム動員は抑制されなかった[12]。もっと長期にリチウムを処置しておけばセロトニン刺激性細胞内カルシウム動員も減少することが期待されるが，この条件ではリチウムの作用はトロンビン受容体に特異的な抑制であることが考えられた。

この他にも，リチウムの慢性処置が細胞内へのカルシウム流入を抑制することにより培養細胞を細胞障害から保護するという報告[23]もあり，注目されている。

3．おわりに－たかがカルシウム，されどカルシウム

本章では，うつ病を代表とする感情障害の成因と抗うつ薬やリチウムの作用機序について『細胞内カルシウム』を中心に論じた。セロトニン-2A受容体やその細胞内情報伝達の調節機構，あるいは抗うつ薬やリチウムの分子レベルでの薬理作用に関してはかなりの部分が解明されつつあり，カギとなる分子としてのカルシウムの重要性はますます増すように感じる。しかしながら，"感情障害"という疾病のレベルとの関連性を論じるには，まだ多くの越えなければならない疑問が山積されていると言わざるを得ない。ミクロの世界とマクロの世界の統合は一朝一夕にできるものではないだろうが，これらの研究を統合して個体レベル－特にヒトのレベル－に還元する必要性を感じている。

文 献

1) Alexander S and Peters J (2000) 5-Hydroxytryptamine receptors. TiPS Receptor and Ion Channel Nomenclature Supplement 2000, pp.55-58.

2) Aprison MH, Takahashi R and Tachiki K (1978) Hypersensitive serotonergic receptors involved in clinical depression : A theory. In : Neuropharmacology and Behavior. (Haber B and Aprison MH eds) Plenum, New York, pp.23-53.

3) Delisi SM, Konopka LM, O'Connor FL, et al (1998) Platelet cytosolic calcium responses to serotonin in depressed patients and controls : Relationship to symptomatology and medication. Biol. Psychiatry 43 : 327-334.

4) Cai Z and McCaslin PP (1992) Amitriptyline, desipramine, cyproheptadine and carbamazepine, in concentrations used therapeutically, reduce kainate- and N-methyl-D-aspartate-induced intracellular Ca^{2+} levels in neuronal culture. Eur. J. Pharmacol. 219 : 53-57.

5) Dubovsky SL, Franks RD, Lifschitz M, et al (1982) Effectiveness of verapamil in the treatment of a manic patient. Am. J. Psychiatry 139 : 502-504.

6) Dwivedi Y, Janicak PG and Pandey GN (1998) Elevated [^{3}H] inositol 1,4,5-trisphosphate binding sites and expressed inositol 1,4,5-trisphosphate receptor protein level in platelets of depressed patients. Psychopharmacol. 138 : 47-54.

7) 樋口輝彦（1998）生物学的成因・病態　臨床精神医学講座-4-気分障害　中山書店 pp.43-60.

8) Jitsuiki H, Kagaya A, Goto S, et al (2000) The effect of lithium carbonate on the enhancement of serotonin-2A receptor elicited by dexamethasone. Neuropsychobiology 41 : 55-61.

9) Jope RS (1999) Anti-bipolar therapy : mechanism of action of lithium. Mol. Psychiatry 4 : 117-128.

10) Kagaya A, Uchitomi Y, Kugaya A, et al (1996) Differential regulation of intracellular signaling systems by sodium fluoride in rat glioma cells. J. Neurochem. 66 : 1483-1488.

11) 加賀谷有行, 山脇成人（1997）感情障害と細胞内カルシウム動員系　感情障害と精神・免疫・内分泌相関（山脇成人編）新興医学出版 pp.105-113.
12) Kagaya A, Okada A, Tawara Y, et al (2000) Lithium chloride inhibits thrombin-induced intracellular calcium mobilization in C6 glioma cells. Prog. Neuro-Psychopharmacol. & Biol. Psychiat. 24：85-95.
13) Kagaya A, Okada A, Jitsuiki H, et al (2000) Effect of heat stress on serotonin-2A receptor-mediated intracellular calcium mobilization in rat C6 glioma cells. J. Neural Transm. 107：919-929.
14) Kozuru T, Kagaya A, Takebayashi M, et al (2000) Chronic electroconvulsive shock decreases ($\pm$)1-(4-iodo-2,5-dimethoxyphenyl)-2-aminopropane hydrochloride (DOI)-induced wet-dog shake behaviors of dexamethasone-treated rats. Life Sci. 66：1271-1279.
15) Kugaya A, Kagaya A, Uchitomi Y, et al (1995) Inhibition of serotonin-induced Ca^{2+} mobilization by interleukin-1β in rat glioma C 6 BU-1 cells. Brain Res. 682：151-156.
16) Kuroda Y, Mikuni M, Ogawa T, et al (1992) Effect of ACTH, adrenalectomy and the combination treatment on the density of 5-HT2 receptor binding sites in neocortex of rat forebrain and 5-HT2 receptor-mediated wet-dog shake behaviors. Psychopharmacol. 108：27-32.
17) Kusumi I, Koyama T, and Yamashita I (1994) Serotonin-induced platelet intracellular calcium mobilization in depressed patients. Psychopharmacol. 113：322-327.
18) 久住一郎：気分障害の気質・性格傾向の分子基盤　脳の科学　22（印刷中）
19) Mann JJ (1999) Role of the serotonergic system in the pathogenesis of major depression and suicidal behavior. Neuropsychopharmacol. 21 (Suppl 2)：99 S-105 S.
20) Mendelson SD (2000) The current status of the platelet 5-HT2A receptor in depression. J. Affect. Disord. 57：13-24.
21) 三國雅彦（1998）グルココルチコイドと精神症状―その分子機序とうつ状態の解明に向けて―　神経研究の進歩 42：656-665.
22) Muraoka S, Mikuni M, Kagaya A, et al (1993) Dexamethasone potentiates serotonin-2 receptor-mediated intracellular Ca^{2+} mobilization in C 6 glioma cells. Neuroendocrinol. 57：322-329
23) Nonaka S, Hough CJ and Chuang D-M (1998) Chronic lithium treatment robustly protects neurons in the central nervous system against excitotoxicity by inhibiting N-methyl-D-aspartate receptor-mediated calcium influx. Proc. Natl. Acad. Sci. USA 95：2642-2647.
24) Okamoto Y, Kagaya A, Shinno H, et al (1995) Serotonin-induced platelet calcium mobilization is enhanced in mania. Life Sci. 56：327-332.
25) Okamoto Y, Kagaya A, Motohashi N, et al (1995) Inhibitory effects of lithium ion on intracellular Ca^{2+} mobilization in the rat hippocampal slices. Neurochem. Int. 26：233-238.
26) Pazzaglia PJ, Post RM, Ketter TA, et al (1998) Nimodipine monotherapy and carbamazepine augmentation in patients with refractory reccurent affective illness. J. Clin. Psychopharmacol. 18：404-413.
27) Plein H and Berk M (2000) Changes in the platelet intracellular calcium response to serotonin in patients with major depression treated with electroconvulsive therapy：state or trait marker status. Int. Clin. Psychopharmacol. 15：93-98.
28) Shimizu M, Nishida A, Fukuda H, et al (1994) Inhibitory effects of imipramine on depolarization

文　献

-induced increases in intracellular Ca^{2+} of rat cortical neurons. Eur J Pharmacol 268 : 65-71.

29) Takebayashi M, Kagaya A, Hayashi T, et al (1996) γ-Aminobutyric acid increases intracellular Ca^{2+} concentration in cultured cortical neurons : role of Cl^- transport. Eur. J. Pharmacol. 297 : 137-143.

30) Tawara Y, Kagaya A, Uchitomi Y, et al (1998) Lipopolysaccharide regulates both serotonin- and thrombin-induced intracellular calcium mobilization in rat C 6 glioma cells : possible involvement of nitric oxide synthase-mediated pathway. J. Neurosci. Res. 51 : 517-525.

31) Tomiyoshi R, Kamei K, Muraoka S, et al (1999) Serotonin-induced platelet intracellular Ca^{2+} responses in untreated depressed patients and imipramine responders in remission. Biol. Psychiatry 45 : 1042-1048.

32) van Praag HM (1982) Serotonin precursors in the treatment of depression. Adv. Biochem. Psychopharmacol. 34 : 259-86.

33) Williams RSB and Harwood AJ (2000) Lithium therapy and signal transduction. Trends Pharmacol. Sci. 21 : 61-64.

34) Yamawaki S, Kagaya A, Okamoto Y, et al (1996) Enhanced calcium response to serotonin in platelets from patients with affective disorders. J. Psychiat. Neurosci. 21 : 321-324.

第4章 抗うつ薬の作用機序

1. 抗うつ薬の種類

　1951年にモノアミン酸化酵素（MAO）阻害作用を持つ抗結核薬イプロニアジドに初めて抗うつ様作用が報告された。さらに1957年には三環系のイミプラミンの抗うつ作用が発表され，以来，多数の抗うつ薬がうつ病治療に導入され，今日では抗うつ薬による薬物治療は有効性，安全性の高い中心的な治療法として評価されている。

　いわゆる第一世代の抗うつ薬はイミプラミン，アミトリプチリンに代表される三環系抗うつ薬である。イミプラミン，アミトリプチリンはそれぞれ抗精神病薬のフェノチアジン誘導体，チオキサンテン誘導体と類似構造を持つが，三環構造の中央環は7員環となっている。1980年のアモキサピン以降，より副作用の少ない抗うつ薬として第二世代の抗うつ薬が開発され臨床に導入された。第二世代の抗うつ薬には四環系のミアンセリン，マプロチリン，セチプチリンや全く化学構造の異なるトラゾドンなども含まれ，いずれも抗コリン作用や心毒性などの副作用が軽減されている。さらに，欧米ではうつ病治療の標準的治療薬となっている選択的セロトニン再取り込み阻害薬 (selective serotonin reuptake inhibitors, SSRI) も最近，フルボキサミン，パロキセチンが本邦でも市販され，今後，サートラリンの販売も予定されている。また，セロトニン・ノルアドレナリン再取り込み阻害薬（SNRI）のミルナシプランも販売される予定で，うつ病の薬物治療は新しい時代を迎えようとしている。現在まで日本で発売された抗うつ薬を**表1**に示す。

2. 抗うつ薬の薬理作用

　多くの抗うつ薬の主要な薬理作用は神経終末へのモノアミン再取り込み阻害作用であるが，ノルアドレナリン（NA）とセロトニン（5-HT）再取り込みに対する選択性は薬物によって異なる。従来から本邦で用いられている抗うつ薬のNAおよび5-HT再取り込み阻害作用の力価を**表2**に示す[1,2]。2級アミンのデシプラミン，ノルトリプチリンはNA再取り込み阻害作用が強く，3級アミンのイミプラミン，クロミプラミン，アミトリプチリンは5-HT再取り込み阻害作用も有する。また，四環系のマプロチリンは選択的なNA再取り込み阻害作用を示し，5-HT再取り込みには殆ど影響しない。一方，トラゾドンは5-HT再取り込みを比較的選択的に阻害する。各種SSRIのモノアミン阻害作用の力価は**表3**に示す[3]。いずれのSSRIもNAやドーパミン（DA）再取り込みに比較して5-HT再取り込みに対して選択的かつ高力価な阻害作用を示すことがわかる。このように抗うつ薬はそれぞれNA/5-HT取り込み阻害の選択性に違いがあるが抗うつ効果の特

2. 抗うつ薬の薬理作用

表1　日本で使用されている抗うつ薬の種類と構造

分類		薬品名（商品名）	化学構造
第一世代	三環系	imipramine（トフラニール） desipramine clomipramine（アナフラニール） trimipramine（スルモンチール） amitriptyline（トリプタノール） nortriptyline（ノルトレン）	R: -CH₃ imipramine, -H desipramine R: -CH₃ amitriptyline, -H nortriptyline
第二世代	三環系	lofepramine（アンプリット） amoxapine（アモキサン） dosulepin（プロチアデン）	
	四環系	maprotiline（ルジオミール） mianserin（テトラミド） setiptiline（テシプール）	maprotiline, mianserin
	その他	trazodone（デジレル, レスリン）	trazodone
選択的セロトニン再取り込み阻害薬（SSRI）		fluvoxamine（ルボックス，デプロメール） paroxetine（パキシル）	fluvoxamine
セロトニン・ノルアドレナリン再取り込み阻害薬（SNRI）		milnacipran（トレドミン）	
その他		sulpiride（ドグマチール）	

表2　主な抗うつ薬の薬理作用の比較（文献[1,2]より改編）

薬品名	再取り込み阻害作用 Ki (nM)		受容体結合阻害作用 Ki (nM)							
	NA	5-HT	ムスカリン	α_1	α_2	β	H_1	H_2	5-HT$_2$	D_2
imipramine	13	42	90	90	3200	38000	11	153	245	2000
desipramine	0.9	340	198	130	7200	42000	110	317	540	3300
trimipramine	510	2500	58	24	680	—	0.27	—	—	—
clomipramine	28	5.4	37	38	3200	—	31	50	—	190
amitriptyline	24	66	18	27	940	6800	1.1	54	13	1000
nortriptyline	4	260	150	60	2500	15000	10	417	41	1200
amoxapine	4.4	470	1000	50	2600	—	25	—	—	160
maprotiline	7.4	3300	570	90	9400	—	2	—	—	350
mianserine	42	2300	820	34	73	4400	0.4	67	—	2100
trazodone	5000	190	>10000	36	490	>10000	350	50000	111	—

Ki 値が小さいほど阻害作用が強い

性や有効性にはほとんど差がないようである[4]。

　モノアミン再取り込みはNAトランスポーター，5-HTトランスポーター，DAトランスポーターの3種のモノアミントランスポーターにより選択的に行われるが，抗うつ薬は前二者あるいはそのいずれかへ特異的に結合して取り込み阻害を示す。3種のモノアミントランスポーターを強制

表3　セロトニン選択的再取り込み阻害薬（SSRI）のモノアミン再取り込み阻害力価

(文献[3]より改編)

薬品名	Ki (nM)			選択性	
	5-HT	NA	DA	NA/5-HT	DA/5-HT
paroxetine	1.1	350	2000	320	1800
fluvoxamine	6.2	1100	>10000	180	1600
sertraline	7.3	1400	230	190	32
fluoxetine	25	500	4200	20	170
(amitriptyline)	(87)	(79)	(4300)	(0.91)	(50)

Ki値が小さいほど阻害作用が強い。それぞれのKi値の比（NA/5-HT, DA/5-HT）が大きいほどNA, DAに対する5-HT取り込み阻害の選択性が高い。

表4　主な抗うつ薬のモノアミントランスポーター結合能

(文献[5]より改編)

薬品名	結合能 Kd (nM)		
	SERT	NAT	DAT
imipramine	1.4	37	8500
desipramine	17.6	0.83	3190
trimipramine	149	2450	3780
clomipramine	0.28	38	2190
amitriptyline	4.3	35	3250
nortriptyline	18	4.37	1140
amoxapine	58	16	4310
maprotiline	5800	11.1	1000
mianserine	4000	71	9400
trazodone	160	8500	7400
fluvoxamine	2.2	1300	9200
fluoxetine	0.81	240	3600
paroxetine	0.13	40	490
sertraline	0.29	420	25

SERT：セロトニントランスポーター，NAT：ノルアドレナリントランスポーター，DAT：ドーパミントランスポーター，Kd値が小さいほど阻害作用が強い

　発現させた細胞系を用いて検討された各種抗うつ薬の結合能は，脳シナプトソームなどで報告されたNA，5-HTおよびDA取り込み阻害能とほぼ相関している（表4）[5]。こうしたモノアミン再取り込み阻害作用あるいはMAO阻害薬のモノアミン代謝阻害作用はシナプス間隙内のNAや5-HT濃度を増加させると考えられるが，この急性の薬理作用と遅延性の抗うつ作用との関連性については後述するように多くの仮説が提唱されている。

　一方，四環系のミアンセリンやセチプチリンはモノアミン再取り込み阻害を示さず，前シナプスα_2受容体や5-HT$_2$受容体遮断作用を持つ。自己受容体であるα_2受容体遮断によるNAの放出促進が抗うつ作用に関与すると考えられている。5-HT$_2$受容体遮断作用と抗うつ作用や副作用との関連性は明確でない。

多くの抗うつ薬はムスカリン，ヒスタミン H_1，α_1，α_2 受容体阻害作用を併せ持つ（**表2**）。α_1 阻害作用は起立性低血圧，反射性頻拍などの循環系の副作用や鎮静作用に関連する。やはり鎮静作用と関連する H_1 阻害作用はミアンセリンで強く副作用として眠気が出やすい。ムスカリン受容体阻害作用（抗コリン作用）は抗コリン性副作用（口渇，便秘，排尿障害，羞明など）と関連し，既存の抗うつ薬の中ではアミトリプチリンが最も強い。第一世代に比べ第二世代抗うつ薬は共通して抗コリン作用が弱くトラゾドンでは殆ど認められない。SSRI も一般に受容体に対する遮断作用が弱いため鎮静作用，抗コリン作用，血圧低下作用，心臓刺激伝導系への作用が少ないが，特徴的に，嘔気，嘔吐の頻度が多い（20-30％）といわれる。第二世代抗うつ薬や SSRI あるいは SNRI の抗うつ効果は第一世代を超えるものではないが，その共通した特徴としては各種受容体阻害作用が弱いため，それに関連した抗コリン作用や心毒性をはじめとする副作用が少なく安全性が高いことであるといえよう。

3．抗うつ薬の作用機序

抗うつ薬の開発と軌を一にしてその作用機序の解明を通してうつ病の病因を明らかにしようとする研究が進められた。その結果，古典的な「モノアミン仮説」から「受容体仮説」さらに最近は細胞内情報伝達系の諸因子にうつ病の病因を求める仮説も提示された。抗うつ薬はこれらの仮説で想定されたうつ病患者脳での神経生化学的な異常を正常化することにより抗うつ作用を発揮すると推測された。

a．モノアミン仮説

前述したように抗うつ薬の多くは共通してシナプス間隙内の NA，5-HT 濃度を増加させる。この知見から抗うつ薬はシナプス後膜に作用するモノアミン量を増加させることで抗うつ作用を示す，言い換えるとうつ病はモノアミン神経の神経伝達の低下により発症するというモノアミン仮説が提唱された[6,7]。神経終末でのモノアミン枯渇作用を持つレセルピンを高血圧治療に用いた患者のなかに，うつ症状を呈したり自殺例もみられたこともこの仮説から説明可能であった。また，うつ病や自殺者の死後脳の前頭前野で α，β 受容体あるいは 5-HT_2 受容体が増加しているという報告もあり，これもシナプス前部の NA あるいは 5-HT の減少に対する代償的変化と解釈された。このようにモノアミン仮説は脳内モノアミン神経系のシナプス前部の機能変化にうつ病の病因や抗うつ薬の作用機転を求めたものといえる。しかし，この非常に単純化された仮説も以下のような矛盾点を含んでいた[1,7]。

1．中枢モノアミン神経機能の指標となる髄液，血液，尿中モノアミン代謝産物濃度（MHPG，HNA，5-HIAA など）はうつ病患者で必ずしも低下を示さない。また，抗うつ薬治療により髄液中のモノアミン代謝産物濃度がさらに低下する場合もある。

2．モノアミン前駆物質（レボドーパ，トリプトファン，5-HTP）やモノアミン神経伝達を増強させる薬物（コカインやアンフェタミン）に明らかな抗うつ作用が認められない。

3．抗うつ薬のモノアミン再取り込み阻害は急速に生じるに関わらず抗うつ効果が発現するまで

2週間程度の連続投与が必要である。

こうした矛盾点，特に3．の遅延性の薬効発現を薬理学的に説明できないため，古典的で単純なモノアミン仮説はあまり顧みられなくなり，抗うつ作用の研究対象がシナプス後部の受容体やそれ以降の細胞内情報伝達系の分子に移った。しかし，近年開発されたSSRIやSNRIを含め，殆どの抗うつ薬は再取り込み阻害によりシナプス前部でモノアミン神経系の機能を促進することは明らかであり，この作用が遅延性の抗うつ作用発現の引き金になっている可能性は十分考えられる。うつ病死後脳の5-HTおよび5-HIAA濃度低下や，Positron Emission Tomography (PET)を用いたうつ病患者の脳への5-HTP取り込み量（利用率）低下が一部の脳部位で認められること[8]，5-HT_{1A}，5-HT_{1B}受容体（5-HT神経の自己受容体）遮断により5-HT神経機能をシナプス前部で促進するピンドロールの併用がフルオキセチンの抗うつ効果を強めること[9]，などはうつ病の病態にモノアミン神経系のシナプス前部での機能低下が関与し，抗うつ作用にはその促進が関与していることを示唆する所見と言えよう。

また，従来は抗うつ薬投与後にシナプス間隙中の5-HT濃度は急速に増加すると考えられていたが，実際は慢性投与後に徐々に増加することが脳微小透析法などを用いて明らかになり，シナプス前部でのモノアミン機能促進は遅延性に生じる可能性も示されている[10]。これは投与初期にはシナプス前部の5-HT_{1A}，5-HT_{1B}受容体刺激によるネガティブフィードバックにより5-HT神経の活性が抑制されるためと考えられ，抗うつ作用の遅延性はこの自己受容体によるネガティブフィードバックが減弱するのに要する時間を意味しているという新たな解釈も提示されている[10]（図1）。このように従来のモノアミン仮説を進展させ，モノアミン神経系のシナプス前部の可塑的変化が抗うつ薬の奏効機転に深く関与するという新たな5-HT仮説，NA仮説も提唱されている。

b．受容体仮説

実験動物へ抗うつ薬を2週間程度連続投与すると大脳皮質などの脳内モノアミン受容体には以下のような変化が生じることが知られている[1,7]。

1．β受容体数の減少およびβ受容体刺激によるサイクリックAMP（cAMP）生成反応（β受容体-G蛋白質-アデニル酸シクラーゼ共役機構を介する）の低下
2．5-HT_2受容体数の減少
3．α_2受容体感受性の低下
4．α_1受容体感受性の亢進

受容体仮説はこうした知見に基づいたもので，モノアミン仮説とは逆に，うつ病では脳のモノアミン受容体機能が亢進しており（受容体過感受性仮説），抗うつ薬の慢性投与は受容体機能を低下させる（down-regulation）ことにより抗うつ効果を発揮するという仮説である[7,11]。うつ病死後脳でのα，β受容体あるいは5-HT_2受容体の増加もこの仮説を裏付けるものと解釈された。図2で説明すると，ストレス時には神経終末からのモノアミンの放出が増加するが，健常者では適切な負のフィードバックが働き受容体数が減少するためシナプス後部への神経伝達効率は大きく変化しない。うつ病患者ではもともとモノアミン放出が低下しているため受容体数の増加により機能を維持しているのだが，ストレス時にはフィードバックによる受容体数の減少が十分でなく結果として

3. 抗うつ薬の作用機序

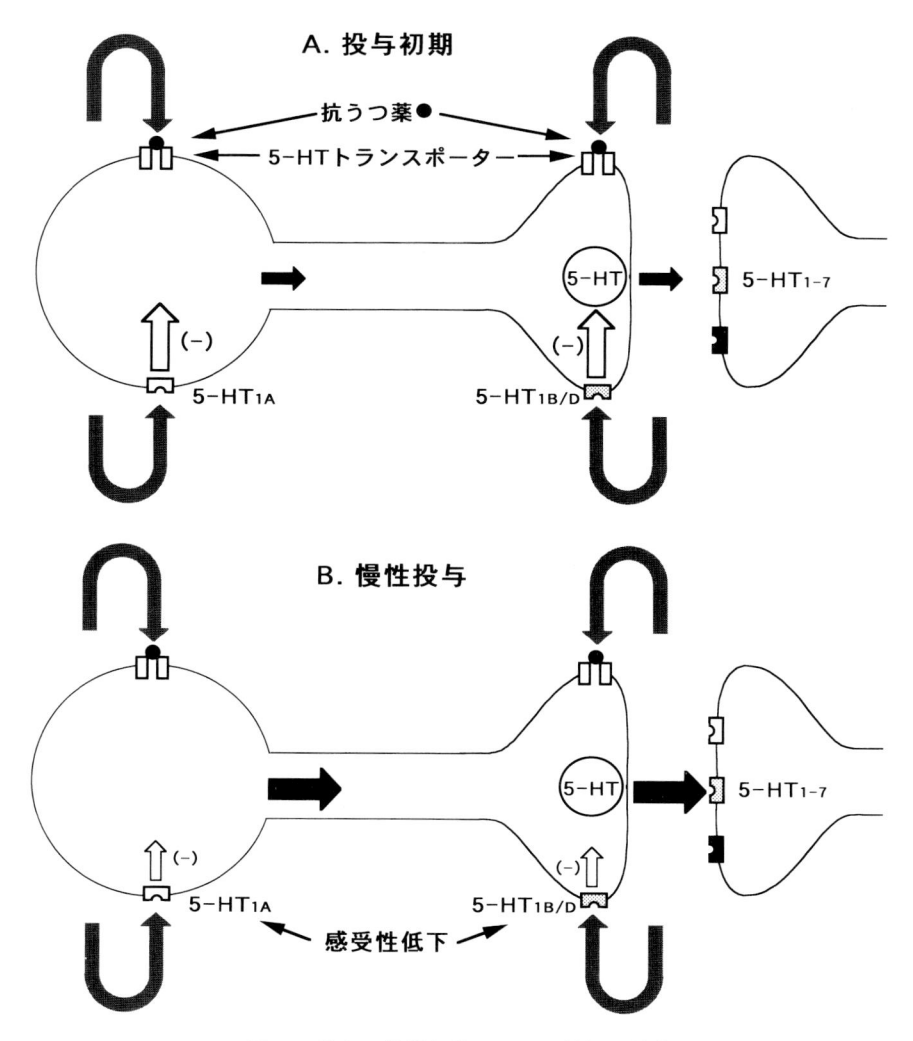

図1 抗うつ薬投与後の5-HT神経の適応
A. 抗うつ薬投与初期には自己受容体である5-HT$_{1A}$, 5-HT$_{1B}$/D受容体を介するネガティブフィードバックで5-HT神経の発火頻度（活性）は低下し5-HT放出は減少する。B. 慢性投与後は徐々に自己受容体に脱感作（感受性低下）が生じて神経の活性が回復し, 取り込みが阻害されている神経終末では5-HT放出が正常よりも増加する。

シナプス後部への神経伝達が過剰になってしまい, うつ病の症状発現につながる。抗うつ薬は遅発性に受容体数を減少させることにより, ストレス時の過剰な神経伝達を抑制して抗うつ作用をもたらす。

　モノアミン受容体の変化のうち, β（特に神経細胞に発現の多いβ_1）受容体機能の低下は三環系抗うつ薬, MAO阻害薬の連続投与や電気ショック（ECT）処置後にもほぼ共通して認められ, 臨床効果の発現時期とも一致し, 受容体仮説のなかでも最も有力なものと考えられた。NA再取り込み阻害, MAO阻害あるいはα_2自己受容体遮断によるシナプス間隙内のNA増加に長期暴露された結果, β受容体がdown-regulationしたものと解釈されるが, 5-HT取り込み阻害作用の強いトラゾドンによっても認められその薬理学的機序は複雑なようである。

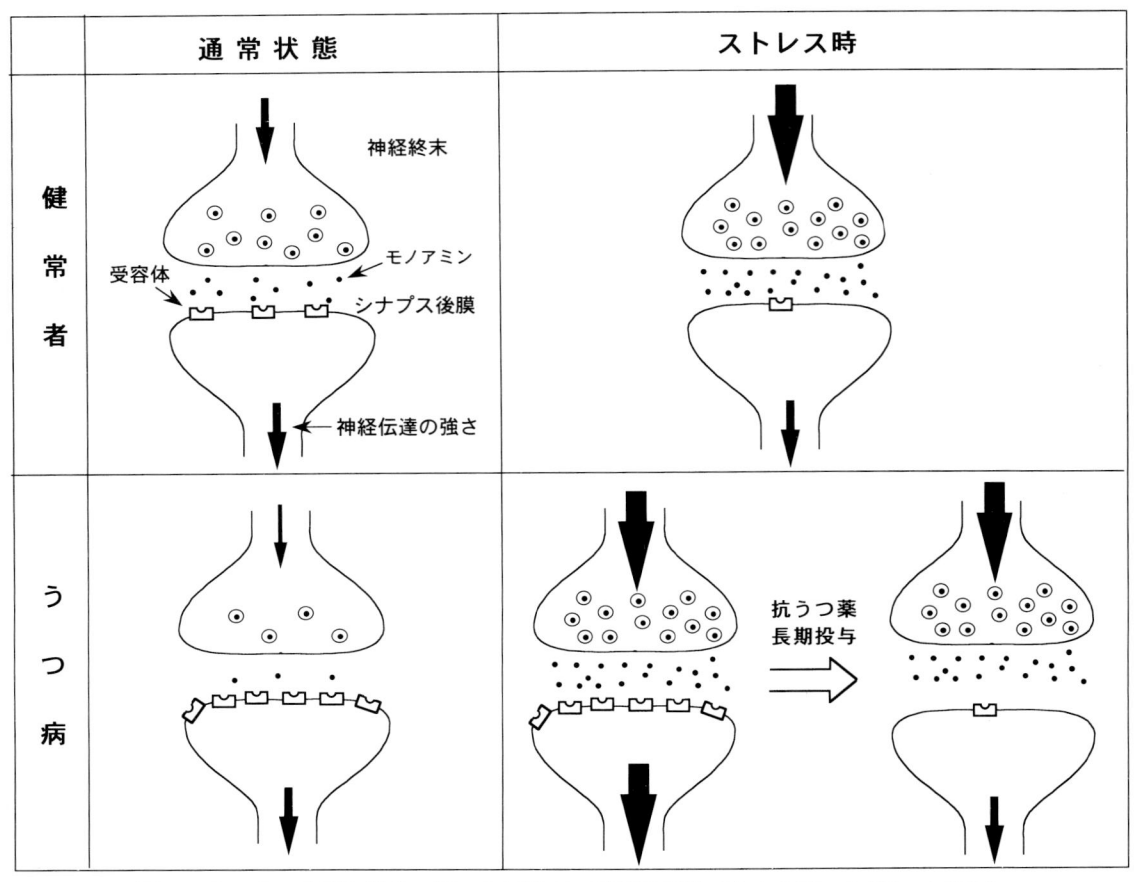

図2　うつ病の病因と抗うつ薬の作用機序の受容体仮説（本文参照，文献[7]から改編）

　しかし，こうした古典的な抗うつ薬とは異なり新しい世代の抗うつ薬である SSRI のシタロプラム，フルオキセチン，サートラリンや 5-HT・NA いずれの取り込み阻害も示す SNRI のミルナシプランの連続投与後には β 受容体数あるいは cAMP 生成反応の低下が生じないことが示され，β 受容体仮説も再検討が求められた。

　一方，5-HT$_2$ 受容体あるいは α_2 受容体の down-regulation を抗うつ作用と関連づけることは四環系のミアンセリン，セチプチリンが両受容体の遮断作用を持つことからも理解しやすかった。しかし，β 受容体と比較し，連続投与後に 5-HT$_2$ 受容体あるいは α_2 受容体の低下を確認された抗うつ薬は少なく，NA 再取り込み阻害作用の強いマプロチリンや SSRI は 5-HT$_2$ 受容体数を変化させない。ECT 処置後には前頭皮質の 5-HT$_2$ 受容体数は逆に増加する。電気生理学的には抗うつ薬投与後に 5-HT$_2$ 受容体機能はむしろ亢進するとの報告が多いため，抗うつ薬は 5-HT 神経伝達を net gain としては亢進させているとの解釈もある[12]。また，α_2 受容体の感受性は α_2 アゴニストのクロニジン投与後の成長ホルモン分泌反応や血圧変化から推定できるが，うつ病患者ではむしろこの反応が低下している。

　このように受容体仮説には明らかな不一致や矛盾が指摘されている。選択的 β 遮断薬や 5-HT$_2$ 遮断薬には抗うつ作用がないことからも抗うつ薬の作用機序を説明するには受容体の機能変化のみ

3. 抗うつ薬の作用機序

に注目した仮説では不十分と考えられる．

c．細胞内情報伝達仮説

現在抗うつ薬の作用機序の研究は受容体以降の細胞内情報伝達系に関するものへと広がりつつある．以下にモノアミンの神経伝達に関連した細胞内情報伝達系を概略する（図4参照）．受容体にモノアミンが結合すると共役しているGTP結合蛋白質（G蛋白質）を介してアデニル酸シクラーゼ（AC）あるいはホスホリパーゼC（PLC）の活性が変化する．前者はサイクリックAMP（cAMP），後者はイノシトール-1,4,5-三リン酸（IP_3）＋ジアシルグリセリドの産生を促進する酵素である．cAMPはさらにcAMP依存性プロテインキナーゼ（PKA）を，ジアシルグリセリドはCa^{2+}依存的なプロテインキナーゼC（PKC）を活性化して多くの蛋白質をリン酸化する．一方，IP_3はCa^{2+}貯蔵部位である滑面小胞体表面の受容体に結合して小胞体内からのCa^{2+}放出を促進してCa^{2+}依存的な蛋白質の機能を変化させる．またCa^{2+}はPKCやCa^{2+}/カルモデュリン依存性キナーゼ（CaMキナーゼ）も活性化して蛋白リン酸化を促進する．こうした蛋白リン酸化を介して情報はさらにカスケードの下流にある多くの蛋白質に伝えられその機能を変化させるとともに，転写調節因子の活性化を介して遺伝子の転写活性，発現量の変化をもたらすと考えられる．

こうしたモノアミン受容体以降の細胞内情報伝達系に対しても，抗うつ薬慢性投与後の動物脳の研究，うつ病死後脳や患者血小板を用いた検討から多くの所見が得られ，抗うつ作用の機序として細胞内情報伝達系の関与を想定する仮説が提唱されている．うつ病死後脳ではAC活性を抑制するG蛋白質（Gi）の機能亢進によるcAMP産生の減弱とPLCと共役した5-HT_2受容体数の増加が知られ，うつ病患者の血小板ではGiやGq（PLCと共役）の増加，5-HT_2受容体を介した細胞内Ca^{2+}動員の増加やIP_3濃度の増加が報告されている[13-15]．一方，抗うつ薬投与後にはβ受容体数は減少することが多いものの，シナプス間隙のモノアミン濃度増加による受容体刺激を介してnetとしてはACを活性化して細胞内cAMP濃度を増加させるとも考えられ，一方，PLC活性は抗うつ薬慢性投与により一般的に抑制される．こうした所見より，うつ病ではPLC系（IP_3産生系）がAC系（cAMP産生系）に対し相対的に優位な状態になっているという2次メッセンジャー不均衡仮説が提唱され，抗うつ薬はこの不均衡を矯正する方向に働くと解釈される[16]（第1章参照）．

2次メッセンジャー以降でも，抗うつ薬慢性投与によりラット脳内のPKA活性増加やPKAの活性化を意味する細胞質から核内への移行促進が報告されている[17,18]．また，CaMキナーゼIIに関しても抗うつ薬慢性投与やECTによってラット脳内で活性の増加や細胞内移行が生じることが報告されているが，PKCに関しては逆に活性が低下するようである[18,19]．一方，転写調節因子CREB（cAMP responsive element binding protein）はPKAやCaMキナーゼによりリン酸化されるとDNAに結合し転写促進活性を示すが，抗うつ薬慢性投与によりラット脳でCREB発現量やリン酸化CREB，そのDNA結合活性が増加することが示されている[20,21]．一方，転写調節因子SP-1に関しては抗うつ薬によりそのDNA結合能が逆に低下する[21]．細胞内情報伝達系のこうした変化は，上記の不均衡仮説と大枠では一致しているように思われる．また，PopoliらはPKAの基質蛋白として細胞骨格の微小管の重合を調節する微小管関連蛋白質（microtuble-associated proteins：MAPs）に注目しており，抗うつ薬慢性投与後にはMAPsのリン酸化促進

で微小管の重合が抑制され軸索輸送などの神経細胞機能に長期的な変化が生じる可能性を指摘している[18]。

このように，近年明らかになった細胞内情報伝達系のカスケードに関する研究結果を取り入れた新たな仮説は魅力的ではあるが，まだその是非を論じるまでの広範囲の動物実験やうつ病死後脳での検討がなされておらず，また，情報伝達系の変化が最終的に抗うつ作用に至るまでのプロセスについても明確に提示されていない。

d．抗うつ薬の奏効機転に関連した新規分子の探求

前述したように抗うつ薬は神経終末のモノアミントランスポーター阻害作用に加え，モノアミン受容体や受容体以降のG蛋白，AC，PLC，細胞内Ca^{2+}動態や蛋白リン酸化酵素などの細胞内情報伝達系の機能を変化させることが報告されている。一方で，長期投与後に薬効が認められる抗うつ薬の作用機序には脳内神経系の可塑的変化をもたらす何らかの機能蛋白の発現の変化がその基盤となっている可能性も指摘されている。脳由来神経栄養因子（BDNF）などもその候補としてあげられているが，約10万存在すると推測される蛋白のうち1割程度しか同定されていない現時点では，上述のような細胞内情報伝達系分子や栄養因子を広く含めても既知蛋白質のみを対象とした研究では限界があると指摘されており，抗うつ薬の奏効機転に関与する分子に到達するためには未知蛋白質も含めた幅広い検索が望まれている。Yamadaらはこうした研究の必要性からDifferential Display法（RNA-fingerprinting法）を用いて，抗うつ薬の慢性投与後にラット脳内で発現量が変化する遺伝子を未知物質も含めて幅広くスクリーニングしたところ，2種の抗うつ薬連投後に共通してラット前頭皮質及び視床下部で多岐にわたる遺伝子の発現が増加することを明らかにした[22]（第5章に詳述）。これらの遺伝子産物には熱ショック蛋白HSC 49をはじめとする神経機能やストレスとの関連が推測される蛋白も含まれるが，多くは機能が未知の新規遺伝子であった。今後は，このようなアプローチで抗うつ薬の奏効機転に関与する分子の探索が進められると思われる。

e．ストレスへの不適応と抗うつ作用

前述したように抗うつ薬の標的分子として，モノアミントランスポーター，モノアミン受容体に加え，近年は細胞内情報伝達系分子が候補としてあげられ，抗うつ薬連投後の機能・発現変化について多角的に検討されてきた。その結果は多岐にわたるが，cAMPカスケード系に関しては比較的一致しており，抗うつ薬処置後のラット脳でPKA活性，CREB発現量，リン酸化CREB量の増加が生じ，また，拘束ストレス負荷後にもリン酸化CREB量の増加が認められるが，ストレスの継続によりその変化は軽減することなどが知られる（図4参照）。一方，うつ病患者死後脳では前述したようにcAMP産生系とIP_3産生系の不均衡（AC活性低下・PLCβ活性増加）が生じていると推測され，リン酸化CREB蛋白量の低下に加え，総CREB量は抗うつ薬非服用患者で減少し服用患者で回復することも報告されている[23]。

これらの変化には代償的な二次的反応も含まれると思われるが，うつ病の発症機序と抗うつ薬の奏効機転にはCREBなどの転写因子のリン酸化も含む細胞内情報伝達系の変動が関与することを

3. 抗うつ薬の作用機序

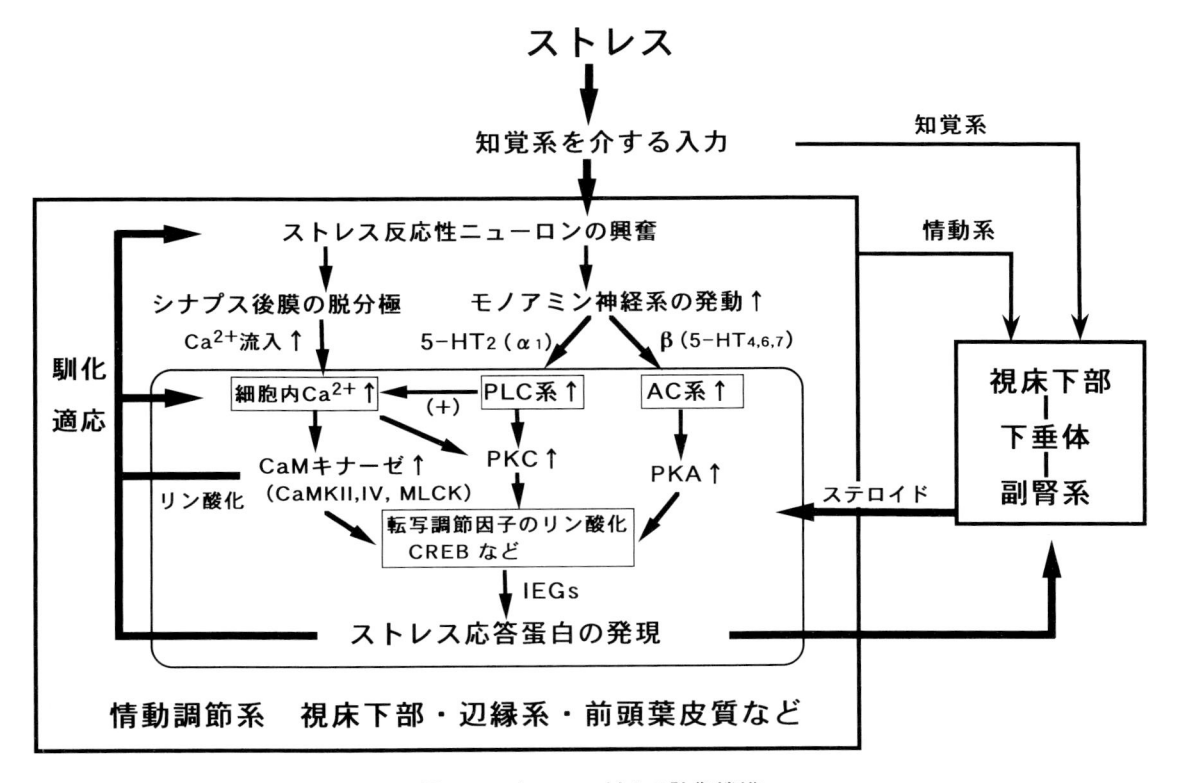

```
                    ストレス
                      ↓
                知覚系を介する入力
```

図3 ストレスに対する防御機構

PLC：ホスホリパーゼ，AC：アデニル酸シクラーゼ，PKA：cAMP依存性プロテインキナーゼ，PKC：プロテインキナーゼC，CaMキナーゼ（CaMK）：Ca^{2+}/カルモデュリン依存性キナーゼ，MLCK：ミオシン軽鎖キナーゼ，IEGs：Immediate Early Genes超早期遺伝子類

示唆するものといえよう[24]．一方で，全く別方向からのアプローチである抗うつ薬連投後の脳内の遺伝子発現のスクリーニングからは前述のように未知遺伝子産物も含む多種の機能性蛋白の発現変化が関与している可能性も示されている．

　以上を総合的に解釈すると，抗うつ薬の作用機序に関して次のような仮説が考えられる．強いストレスは通常，視床下部・辺縁系・前頭葉皮質などの情動調節系でモノアミン神経系を刺激し，AC活性，PKAあるいはCaMキナーゼなどのリン酸化酵素活性の促進などによりCREBをはじめとする転写促進因子のリン酸化を増加させる．その結果，ストレス応答性の何らかの機能性蛋白の発現が徐々に増加し，その蛋白の機能を介してストレスに対しての馴化，適応を獲得し，ストレスが繰り返されても初期の反応が抑制される（図3）．しかし，うつ病患者ではcAMP産生系とIP$_3$産生系の不均衡が生じ，リン酸化CREBあるいはCREB発現量自体が低下しているなどから，ストレス応答性の蛋白の発現を介した上記のような生化学的な適応現象が破綻しており，結果としてストレスへの馴化が得られない．抗うつ薬はPKA活性化やCREBなどの転写因子のリン酸化の促進によりこの過程を促進して機能性蛋白の発現を増加させ，ストレス負荷に対する適応反応を賦活する（図4）．

　うつ病の「ストレス不適応仮説」は以前よりGoldらが提唱している[25]．かれらは，うつ病患者の血中コルチゾール濃度が高く，またデキサメサゾン抑制試験で非抑制の場合が多いことなどか

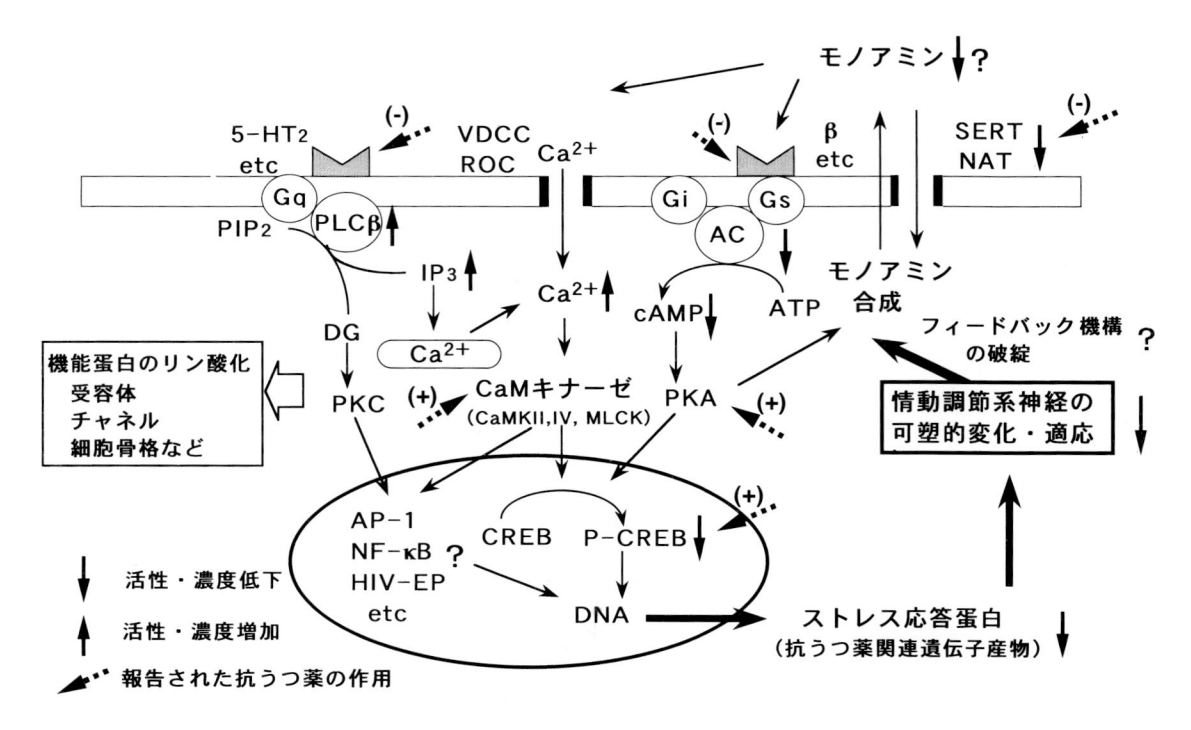

図4 推定されるうつ病患者脳の機能異常

VDCC：電位依存性 Ca^{2+} チャンネル，ROC：受容体連関 Ca^{2+} チャンネル，Gq・Gs：G 蛋白，PIP_2：ホスファチジルイノシトール二リン酸，IP_3：イノシトール-1,4,5-三リン酸，DG：ジアシルグリセリド，AP-1・NF-κB・HIV-EP・CREB：転写調節因子，SERT：セロトニントランスポーター，NAT：ノルアドレナリントランスポーター，他は図3参照

ら，うつ病ではストレス反応に関与する視床下部-下垂体-副腎皮質系（HPA 系）の副腎皮質ホルモンによるネガティブフィードバック機構が破綻しており，ストレス反応を適切なレベルまで抑制することができないと推測している。抗うつ薬の慢性投与が，ラット脳の副腎皮質ホルモン受容体を増加させたりストレスによる視床下部の CRH（副腎皮質ホルモン放出ホルモン）mRNA 増加を抑制することもこの考えを支持している[26]。しかし，HPA 系とモノアミン系，細胞内情報伝達系に対する抗うつ薬の作用を総合して解釈するためには前述したような何らかのストレス応答性の蛋白の発現を介した遅延性の可塑的変化を推測することが必要と思われる。

　上述の仮説で示したストレス反応性の機能性蛋白はいまだ明らかでないが，今後，未知物質をも対象とした分子生物学的な手法を用いてその実体が明らかになるものと思われる。現時点ではこのような仮説で多くの実験モデルに観察されたすべての現象を矛盾なく説明するのは困難であるが，より包括的な仮説が再構築され抗うつ薬の作用機転とうつ病の病態解明が進展することが期待される。

4．抗うつ薬の標的蛋白としてのモノアミントランスポーター

　モノアミントランスポーターはモノアミン神経終末の細胞膜に局在し放出された伝達物質をNa^+/Cl^-依存的に再取り込みし神経伝達を終了させる。NAトランスポーター（NAT），5-HTトランスポーター（5-HTTまたはSERT），DAトランスポーター（DAT）の3種があるが，NATやSERTは，前述したように多くの抗うつ薬の共通した標的分子であり，また，DATにはコカインやアンフェタミンが結合する。ヒトではそれぞれDAT 617個，NAT 619個，SERT 630個のアミノ酸からなり，DATとNATは互いに67％，DATおよびNATとSERTは49％の共通アミノ酸を有する高い相同性を示す。また，GABA，グリシン，タウリンなどのアミノ酸に対するNa^+/Cl^-依存的トランスポーターとも相同性がある。その基本構造はC末端，N末端とも細胞質内にある細胞膜12回貫通型で，大きな細胞外第2ループには数ヵ所の糖鎖結合推測部位があり細胞膜への発現の安定性に関与する（図5）。また，第1-3および第10-11膜貫通部位がアミンの選択性を決定すること，第6-8膜貫通部位が三環型抗うつ薬やコカインの結合に関与することなども明らかにされている[27]。

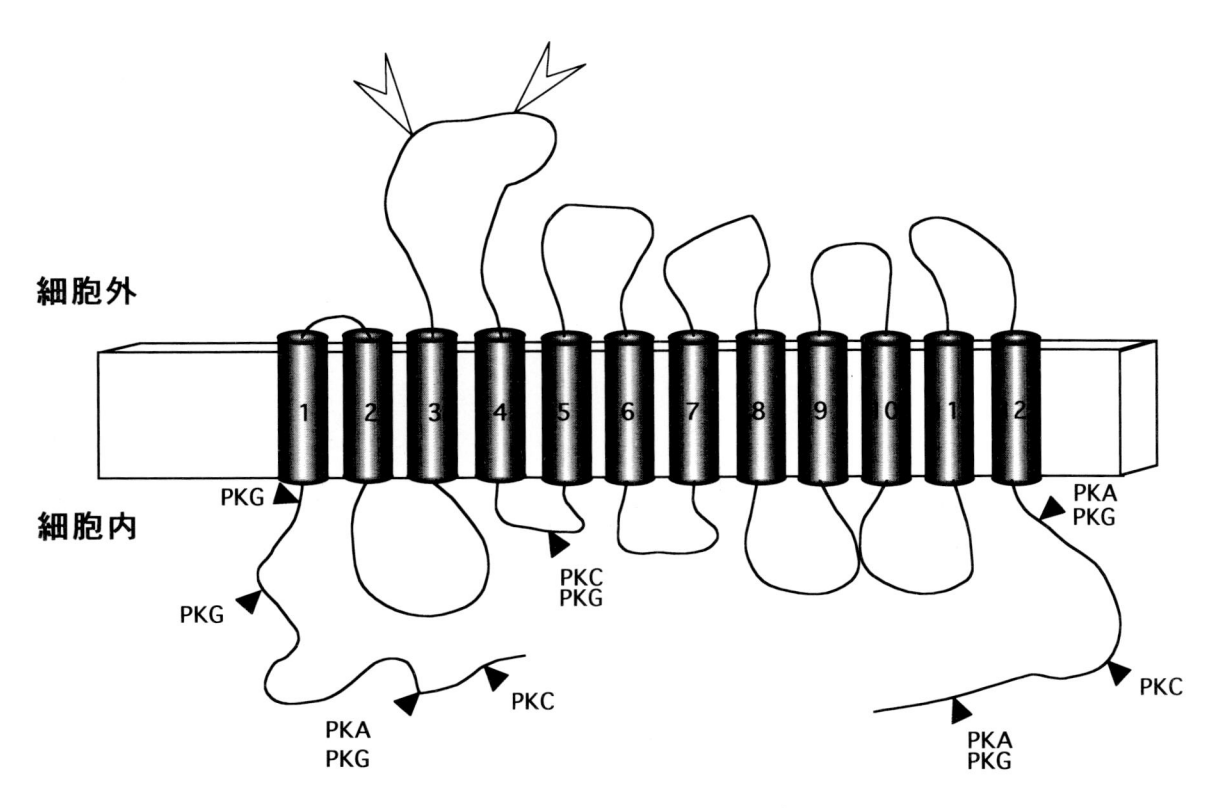

図5　セロトニントランスポーターの細胞膜内構造モデル
　細胞膜12回貫通型の蛋白質で大きな第2細胞外ループを持つ。細胞内リン酸化推測部位と第2細胞外ループの糖鎖結合部位を示す。ノルアドレナリントランスポーター，ドーパミントランスポーターも同様な構造を持つ。

DATは脳，NATは脳と副腎髄質に局在しているのに対し，SERTは脳，副腎，肺，腸，胃，腎臓，胎盤，脾臓，血管，血小板など全身に分布している。血小板のSERTの発現量や機能は中枢神経系のそれを一部反映すると考えられ，精神疾患患者の血小板のSERT発現量がしばしば検討されている。また，SSRIの頻度の高い副作用である消化器症状は，消化器のSERT阻害に関連すると推測される。

殆どの抗うつ薬はNATやSERTに直接結合してNAや5-HT取り込みの抑制作用を示すが，この急性の薬理作用と遅延性の抗うつ作用との関連性は前述したように明らかでない。しかし，モノアミントランスポーター抑制という一次的な作用が一定の時間を要して細胞内情報伝達系に何らかの機能変化を引き起こし，最終的に抗うつ作用を発揮する可能性も考えられている。

そこで我々は抗うつ薬の作用機序解明の鍵となる蛋白としてモノアミントランスポーターに再び注目し，その機能から抗うつ薬の作用を再検討した。ここでは細胞内情報伝達系，特にカルシウム依存的な蛋白リン酸化による調節機構と，抗うつ薬連投がモノアミントランスポーター機能に及ぼす影響について簡単に紹介する。

a．モノアミントランスポーター機能のリン酸化を介する調節機序

（1）急性の調整機構

血小板の5-HT取り込み[28]，DATを発現したCOS細胞のDA取り込み[29]は，いずれもPKCの活性化によって抑制される。一方，我々はラット脳シナプトソームのDA取り込み，5-HT取り込みやPC12細胞のNA取り込みは，カルモデュリン拮抗薬，CaMキナーゼII阻害薬，カルモデュリン依存性のミオシン軽鎖キナーゼ阻害薬で抑制されることを見い出しており（図6），3種のモノアミン取り込み機能は共通してCa^{2+}/カルモデュリン依存的な蛋白リン酸化を介して，促進的に調節されると推測される[30-32]。こうした取り込みの調節の多くは，数分以内の短時間で生じるが，その機序としてはトランスポーターの直接のリン酸化による機能変化や，ミオシンなどの細胞骨格蛋白・輸送蛋白のリン酸化を介する細胞膜上へのトランスポーターの移行（translocation, trafficking）の増加などの間接的な機構があると推測している[33]（図6）。

（2）長期的な調整機構

うつ病が慢性の経過を示し，また抗うつ薬が数週間の連投後に薬効を示すことからもトランスポーター機能の長期的な調整機構は興味が持たれる。CaMキナーゼIIαサブユニットを強制発現したPC12細胞のクローンではNA取り込みとNAT mRNAおよび蛋白発現量の著明な増加が認められる（図6）。この強制発現クローンではリン酸化CREBの発現量が増加することからCaMキナーゼIIはNA取り込み能の急性の促進作用のみでなく，NAT遺伝子の転写促進を介して長期的にもNA取り込みを促進的に調節していると思われる。一方，コレラ毒素，フォルスコリンによる長期間（16時間以上）のPKA活性化は胎盤絨毛癌細胞の5-HT取り込みを促進させるが，これもSERT mRNAの増加を伴い，転写促進を介した作用と考えられる[34]。実際に，SERT遺伝子のプロモーター領域にはリン酸化された転写調節因子が結合し転写活性を促進するAP-1結合部位やcAMP response element（CRE）が存在する。

以上のようにモノアミントランスポーターはPKA，PKC，CaMキナーゼII，ミオシン軽鎖キ

4．抗うつ薬の標的蛋白としてのモノアミントランスポーター

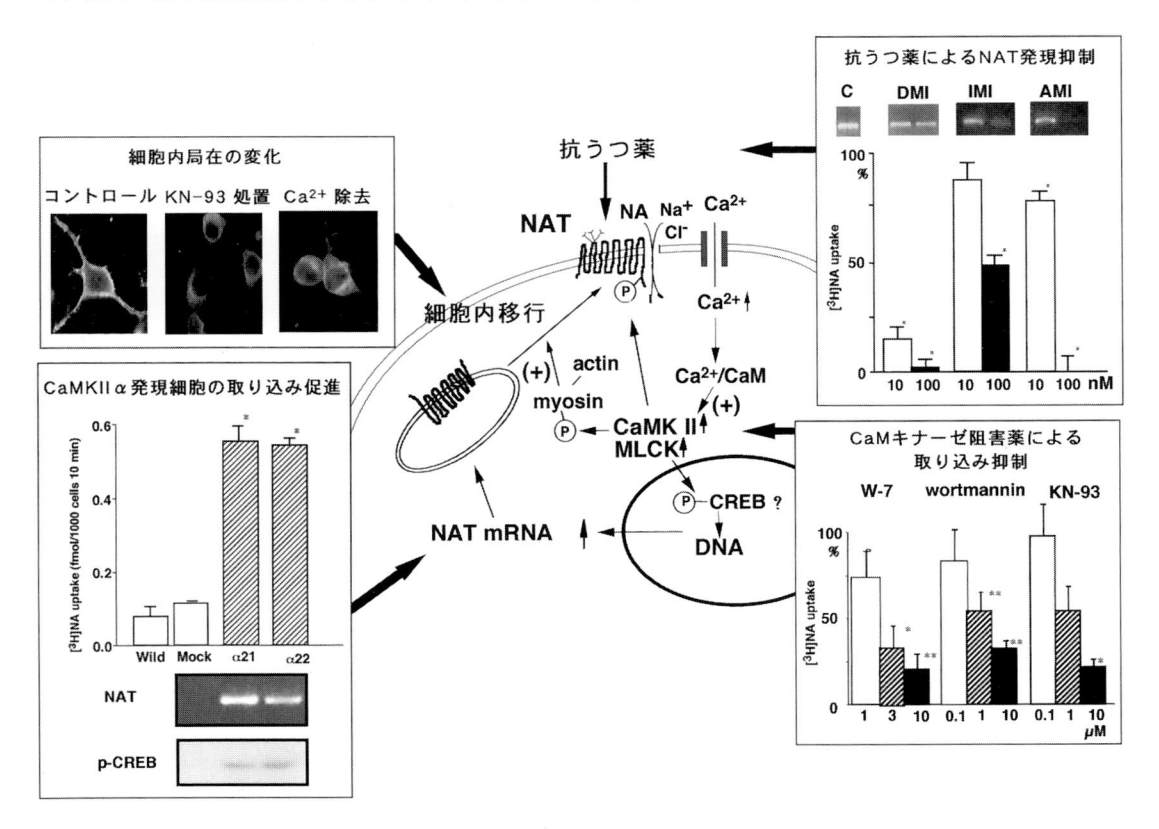

図6　PC 12細胞のノルアドレナリントランスポーター（NAT）の推測される調節機構
右下：W-7（カルモデュリン拮抗薬），wortmannin（ミオシン軽鎖キナーゼ阻害薬），KN-93（CaMキナーゼⅡ阻害薬）添加によりNA取り込みが抑制．$*p<0.05$，$**p<0.01$ vsコントロール。左上：抗NAT抗体で蛍光免疫染色しNATの細胞内局在を可視化。KN-93添加や培地中のCa^{2+}除去によりNATの細胞膜への局在が不明瞭化する。CaMキナーゼⅡとミオシン軽鎖キナーゼはいずれもミオシン軽鎖をリン酸化してアクチン-ミオシン相互作用を促進させることから，Ca^{2+}/カルモジュリンは，これらのキナーゼ活性化→アクチン-ミオシン相互作用促進→NATの細胞内から細胞膜への移行，を介してNAT機能を間接的に促進すると考えられる。左下：PC 12細胞にCaMキナーゼⅡαを強制発現したクローンα21，α22（熊本大学宮本英七教授より御供与）では非発現細胞（MockおよびWild）に比較しNA取り込み，NAT mRNA発現量（RT-PCR法）およびリン酸化CREB（P-CREB，免疫ブロット法）が著明に増加。$*p<0.01$ vs Mock。右上：PC 12細胞への抗うつ薬5日間添加によりNA取り込みおよびNAT mRNA量（RT-PCR法）が減少。$*p<0.01$ vsコントロール。右上・右下ともに薬物無添加時（コントロール：C）の取り込み量を100％として表示。中央：推測されるCaMキナーゼによるNAT機能の調節機構。Ⓟ-：リン酸化蛋白

ナーゼなどの蛋白リン酸化酵素によりその機能が短期的，あるいは長期的に調節されることが示されている（図6）。モノアミン放出機構や受容体機能に関しても同様な蛋白リン酸化酵素を介した調節が広く知られており，モノアミン放出⇒受容体を介した情報伝達⇒再取り込み，というシナプス部での一連の神経伝達機構は共通した調節系により連関して制御を受けているものと思われる。

　抗うつ薬の慢性投与がその標的蛋白であるモノアミントランスポーターの機能・発現に及ぼす効果に関してはいくつかの in vitro および in vivo の報告がある。PC 12細胞のNAT遺伝子発現量とNA取り込み能は抗うつ薬の長期添加で抑制されたが（図6），抗精神病薬，抗てんかん薬など

の他の精神作用薬では抑制されない。一方，*in vivo* でも抗うつ薬連投後のラット脳内 NAT 結合能，SERT 結合能やこれらの mRNA 発現量の変化が検討されており，まだ断定的にその傾向をいえないが，低下を示す報告もある[27]。このような遅延性のモノアミントランスポーター遺伝子発現低下による神経伝達促進によって抗うつ作用の遅延性を説明できるかは今後の検討が必要である。

b. 性格・精神疾患とモノアミントランスポーター

SERT 機能と精神疾患や性格傾向との関連性は以前から関心が持たれ，血小板や死後脳を用いて多くの検討が行われてきた。多くの研究でうつ病患者血小板の SERT 量（イミプラミン結合能や SERT 選択性の高いパロキセチン結合能）が健常人に比較して低下していることが報告されている[35]。感情障害以外でも，精神分裂病患者の前頭葉，側頭葉での SERT 発現異常，人格障害患者の攻撃性・衝動性と血小板パロキセチン結合能の逆相関なども報告されている[27]。このように特定の精神疾患や性格傾向で SERT 発現量とそれに伴う 5-HT 神経伝達の変化が示唆されており，その背景となる SERT 発現量の遺伝的規定について興味が持たれていたが，最近の SERT 遺伝子の多型の解析によりその一部が明らかになってきている。

ヒト SERT 遺伝子は第 17 染色体長腕 q 11.1-q 12 に存在する。その転写開始部位から約 1.6 kb 上流には 44 bp の挿入のある l 型と挿入のない s 型を主とする遺伝子多型が報告され[36]，さらに，s, l の多型によって SERT の転写活性が異なり，l 型は s 型に比較して転写活性が 2-3 倍高いことが示された。この知見から s 型をもつヒトでは脳内においても SERT の発現が遺伝的に少ないと推測され，放出された 5-HT の再取り込み能が低いために 5-HT が関わる何らかの性格傾向を示すのではないかと期待され大規模な調査が行われた。その結果，s/s や s/l の genotype では l/l に比較して性格検査での"神経質傾向 neuroticism"や"危害回避傾向 harm avoidance"に部分的な相関があると報告され（神経質，不安，慎重などの性格傾向が強い）[37]，健常人の性格を規定することが明らかになった最初の遺伝子として話題になった。その後，多数の追試が行われたが，報告によっては必ずしも再現性が得られていない。

精神疾患では特に感情障害患者で広く検討され，双極性障害，単極性うつ病，季節性うつ病で s 型の頻度が多いという相関研究の結果が報告された[38,39]。これも追試で必ずしも確認されていないが（特に日本人では否定的な報告が多い），多くの異質な病因からなる症候群と考えられる感情障害などの精神疾患をサブクラスに分けずに単一の遺伝子・蛋白との相関を検討することには解析上の問題があるものと思われる。

また s 型，l 型の遺伝子発現頻度には人種差があることも明らかになり（s 型の頻度：白人 40-46%，黒人 24-33%，日本人 79-83%）[40]，日本人では s 型の発現頻度が高く l/l の頻度が非常に低い。そのため日本人に対してはこの多型を上記のような精神疾患の解析には使いにくいが，民族間の性格の差（例えば日本人は慎重で神経質な性格傾向が多い，など）を考えるうえでは示唆に富む。

まとめ

抗うつ薬の作用機序に関する様々な仮説と抗うつ薬の主要な標的蛋白モノアミントランスポー

ターについて概説してきたが，分子生物学的研究も含め多数の基礎的，臨床的エビデンスが蓄積されてきたにも関わらず，抗うつ薬の奏効機転は，抗うつ薬が登場してから45年以上が経過した現時点でも明確になっていない。既存の抗うつ薬の薬理作用に基づいた様々な仮説が，新規の抗うつ薬によって否定されることが繰り返されてきたが，すべての抗うつ薬が共通した神経生化学的な機構で薬効を発揮しているであろうという前提が果たして根拠のあるものなのか，の検討も必要であろう。

また，本項で紹介したモノアミン仮説，受容体仮説，細胞内情報伝達仮説，ストレス不適応仮説などの仮説はそれぞれが抗うつ薬の作用の一面を反映していることも確かであり，これらの仮説のうちどれかが正しいというのではなく，そのいずれをも包含し抗うつ薬投与後の神経生化学的，生理学的および臨床的変化を総合的に説明しうる仮説が提唱されることを期待する。

文 献

1) 融道男（1998）向精神薬マニュアル. 医学書院, 東京, pp 81-130.
2) 田中千賀子, 加藤隆一（1996）NEW 薬理学（第3版）. 南江堂, pp 279-288.
3) Tulloch IF, Johnson AM (1992) The pharmacologic profile of paroxetine, a new selective serotonin reuptake inhibitor. J Clin Psychiatry, 53 (Suppl)：7-12.
4) Nelson JC (1999) A review of the efficacy of serotonergic and noradrenergic reuptake inhibitors for treatment of major depression. Biol Psychiat, 46：1301-1308.
5) Tatsumi M, Groshan K, Blakely R, et al (1997) Pharmacological profile of antidepressants and related compounds at human monoamine transporters. Eur J Pharmacol, 340：249-258.
6) Schildkraut JJ (1965) The catecholamine hypothesis of affective disorders：a review of supportive evidence. Am J Psychiat, 122：509-522.
7) 野村総一郎（1991）気分障害-最近の生物学的研究と病因論. 精神科治療学, 6：925-936.
8) Agren H, Reibring L (1994) PET studies of presynaptic monoamine metabolism in depressed patients and healthy volunteers. Pharmacopsychiatry, 27：2-6.
9) Perez V, Gilaberte I, Faries D, et al (1997) Randomised, double-blind, placebo-controlled trial of pindolol in combination with fluoxetine antidepressant treatment. Lancet, 349 (9065)：1594-1597.
10) Westenberg HGM (1999) Pharmacology of antidepressants：selectivity or multiplicity? J Clin Psychiatry, 60 (Suppl 17)：4-8.
11) Henninger GR, Charney DS (1987) Mechanism of action of antidepressant treatment：Implications for the ethiology and therapy of depressive disorders. Psychopharmacology：The Third Generation of Progress (Meltzer HY, ed.), Raven Press, New York, pp 535-544.
12) Blier P, de Montigny C (1999) Serotonin and drug-induced therapeutic responses in major depression, obsessive-compulsive and panic disorders. Neuropsychopharmacology. 21：91 S-98 S.
13) Ozawa H, Takahata N (1997) The role of G proteins in pathophysiology and treatment of affective disorders. Signal Transduction in Affective Disorders (Ozawa H, Saito H, Takahata N, eds.), Springer-Verlag, New York, pp 49-67.
14) Yamawaki S, Kagaya A, Okamoto Y, et al (1996) Enhanced calcium response to serotonin in

platelets from patients with affective disorders. J Psychiat Neurosci, 21：321-324.
15) Karege F, Bovier P, Stepanian R, Malafosse A (1998) The effect of clinical outcome on platelet G proteins of major depressed patients. Eur Neuropsychopharmacol. 8：89-94.
16) Wachtel H (1990) The second-messenger dysbalance hypothesis of affective disorders. Pharmacopsychiatry, 23：27-32.
17) Tadokoro C, Kiuchi Y, Yamazaki Y, et al (1998) Effects of imipramine and sertraline on protein kinase activity in rat frontal cortex. Eur J Pharmacol, 342：51-54.
18) Popoli M, Brunello N, Perez J, Racagni G, et al (2000) Second messenger-regulated protein kinases in the brain：their functional role and the action of antidepressant drugs. J Neurochem. 74：21-33.
19) Pilc A, Branski P, Palucha A, Aronowski J (1999) The effect of prolonged imipramine and electroconvulsive shock treatment on calcium/calmodulin-dependent protein kinase II in the hippocampus of rat brain. Neuropharmacology, 38： 597-603.
20) Morinobu S, Russel DS, Sugawara S, et al (2000) Regulation of phosphorylation of cyclic AMP response element-binding protein by paroxetine treatments. Clin Neuropharmacol, 23：106-109.
21) Frechilla D, Otano A, Del Rio J (1998) Effect of chronic antidepressant treatment on transcription factor binding activity in rat hippocampus and frontal cortex. Prog Neuropsychopharmacol Biol Psychiatry. 22：787-802.
22) Yamada M, Yamada M, Kiuchi Y, et al (1999) Identification of a novel splice variant of heat shock cognate protein 70 after chronic antidepressant treatment in rat frontal cortex. Biochem Biophys Res Comm, 261：541-545.
23) Dowlatshahi D, MacQueen GM, Wang JF, et al (1998) Increased temporal cortex CREB concentrations and antidepressant treatment in major depression. Lancet, 352：1754-1755.
24) Duman RS, Malberg J, Thome J (1999) Neural plasticity to stress and antidepressant treatment. Biol Psychiatry, 46：1181-1191.
25) Gold PW, Goodwin FK, Chrousos GP (1988) Clinical and biochemical manifestations of depression. Relation to the neurobiology of stress (2). N Engl J Med, 319：413-420.
26) 渡辺義文 (1999) ストレス脆弱性とうつ病. 臨床精神医学, 28：283-290.
27) 木内祐二 (1997) モノアミントランスポーターと精神薬理. 日本神経精神薬理雑誌, 17：181-182.
28) Anderson GM, Horne WC (1992) Activators of protein kinase C decrease serotonin transport in human platelets. Biochim Biophys Acta, 1137：331-337.
29) Kitayama S, Dohi T, Uhl GR (1994) Phorbol esters alter functions of the expressed dopamine transporter. Eur J Pharmacol, 268：115-119.
30) Uchikawa T, Kiuchi Y, Yura A, et al (1995) Ca^{2+}-dependent enhancement of [^{3}H] dopamine uptake in rat striatum：possible involvement of calmodulin-dependent kinases. J Neurochem, 65：2065-2071.
31) Yura A, Kiuchi Y, Uchikawa T, et al (1996) Possible involvement of calmodulin-dependent kinases in Ca^{2+}-dependent enhancement of [^{3}H] 5-hydroxytryptamine uptake in rat cortex. Brain Res, 738：96-102.
32) Uchida J, Kiuchi Y, Ohno M, et al (1998) Ca^{2+}-dependent enhancement of [^{3}H] noradrenaline uptake in PC 12 cells through calmodulin-dependent kinases. Brain Res, 8092：155-164.

文　献

33) Blakely RD, Ramamoorthy S, Schroeter S, et al(1998) Regulated phosphorylation and trafficking of antidepressant-sensitive serotonin transporter proteins. Biol Psychiatry, 44：169-178.
34) Cool DR, Leibach FH, Bhalla VK, et al (1991) Expression and cyclic AMP-dependent regulation of a high affinity serotonin transporter in the human placental choriocarcinoma cell line (JAR). J Biol Chem, 266：15750-15757.
35) Nemeroff CB (1994) Further studies on platelet serotonin transporter binding in depression. Am J Psychiatry, 151：1623-1625.
36) Heils A, Teufel A, Petri S, et al (1996) Allelic variation of human serotonin transporter gene expression. J Neurochem, 66：2621-2624.
37) Lesch KP, Bengel D, Heils A, et al (1996) Association of anxiety-related traits with a polymorphism in the serotonin transporter gene regulatory region. Science, 274：1527-1531.
38) Collier DA (1996) A novel functional polymorphism within the promoter of the serotonin transporter gene：possible role in susceptibility to affective disorders. Mol Psychiatry, 1：453-60.
39) Rosenthal NE (1998) Role of serotonin transporter promoter repeat length polymorphism (5-HTTLPR) in seasonality and seasonal affective disorder. Mol Psychiatry, 3：175-177.
40) 南海昌博 (1999) 人格傾向とセロトニンと関連遺伝子変異. 脳の科学, 21：1061-1067.

II

うつ病の治療

第5章

うつ病治癒機転の解明とゲノム創薬研究

はじめに

　高度ストレス社会と言われる現代において，有病率が4％にものぼるうつ病のもたらす社会的影響は大きい。自殺は，わが国において常に働き盛り世代の死亡原因の上位を占めているが，うつ病患者の自殺率は有意に高い。また，画期的な治療薬が存在しないためうつ病治療は長期化し，高齢化社会の進展とともに社会保険の財源を圧迫している。そのため，うつ病の発症機序と治癒機転の解明は必要かつ緊急性の高い研究課題である。

　現在，新規抗うつ薬の開発は神経伝達物質の薬理学に基づいて行われており，一定の成果を上げている。しかし，我々が日常臨床で用いている薬物は50年前に偶然発見された「モノアミン仮説に基づく抗うつ薬」の範囲を超えるものではない。そのため，臨床の現場で急務となっている治療抵抗性うつ病，難治性うつ病に対する画期的治療法の確立のためには，これまでの作業仮説にとらわれない新しい創薬戦略が用いられなければならない。現在，ゲノム科学の進展に基づく技術革新と膨大な生物情報の蓄積が急速な勢いで進んでおり，精神医学に与えるインパクトは計り知れない。そこで，我々はゲノム情報とリバース・ファーマコロジーの概念に基づく分子薬理学的手法を用いることにより，この難題を克服することが可能であると考えている。本稿では，うつ病のゲノム薬理学研究について総説し，我々がポストゲノム研究の一つとして現在進めている「新規抗うつ薬創薬プロジェクト」について紹介する。

1. ヒトゲノム解析と精神医学研究

a. ヒトゲノム計画

　ゲノムとは，生物が生体機能を営む上に必要な最小単位の染色体DNAセットである。つまり，ヒトゲノムの場合，常染色体22本とX染色体，Y染色体の計24本の染色体に含まれる約30億対のDNA塩基配列を指す。この膨大な染色体塩基配列の中に，約10～15万種類と言われるタンパク質分子の設計図（遺伝子情報）が隠されている。1990年に，米国政府はNIHとエネルギー省の共同研究として人間の全塩基配列（シークエンス）を決定しようという「ヒトゲノム計画」を打ち出した。このプロジェクトは，その後わが国および欧州諸国の参加を得て国際共同研究となり，現在急速な勢いで進行している。当初の計画では2005年までの15年間に約30億ドルの予算を投じる巨大なものであったが，その後のゲノム・シークエンスに特化した巨大ベンチャー企業の競合的参入により計画が前倒しされ，2003年までにはヒトの約10万種類の遺伝子と全ゲノムの高精度

表1 ヒトゲノム解析の進行状況

1990年	ヒトゲノム計画開始
1998年	Cerela社の参入
1999年	21番染色体全シークエンス決定
2000年	22番染色体全シークエンス決定
	ヒトゲノム・ドラフト・シークエンス発表
2003年	高精度シークエンス完成予定

表2 精神医学におけるヒトゲノム情報の有効利用

1. 新しい治療ターゲット分子の発見
    - ゲノム創薬
    - 治療反応性診断法の開発
2. 発症脆弱性因子の発見
    - 早期発見と予防医学
    - 新しい生物学的診断基準
3. オーダーメイド医療の開発（個々の患者に最適な治療法選択）
    - 薬物動態学的特性の検討
    - 治療効果の事前診断の可能性
    - 有害副作用発現の事前診断の可能性

シークエンスが決定されようとしている．ドラフト・シークエンスは2000年6月にすでに解析が終了したと発表された（**表1**）．

　これらの研究は，人間のすべての遺伝子の構造と機能を解析してその生物機能を探ることにより，生命のしくみを解明し，健康の保持や疾病の治療と予防に大きく貢献することを目的としている．最近では，日本をはじめ各国で独自のcDNA解析が進んでおり，これらを共通のデータベースに登録し，研究成果の相互利用を図ろうという動きもある．

　ヒトゲノム塩基配列の解読が急速に進んで行く中で，とりわけ遺伝子多型の研究が進んでおり，個人の遺伝子情報を利用して疾病原因を特定したり診断や治療の方法を開発し，また利用することができるようになる時代が目前に迫っている．ヒトゲノム解析の成果は人類にとって大切な資産であるが，この資産を有効利用するポストゲノム計画として遺伝子機能や発現の研究（Functional Genomics）が，疾患の予防と診断，医薬品の開発等に新しい道を開くための非常に重要なテーマとなりつつある．また，こうして得られた膨大な遺伝子解析情報を有効活用して医薬品の開発を行うことをゲノム創薬と称する．ゲノム創薬により，これまで莫大な資金と労力を余儀なくされていた創薬プロセスの効率化と合理化が進められることが大きく期待されている．もちろん，精神医学の領域においても例外ではない（**表2**）．

b．精神疾患に対するオーダーメード医療の可能性

　ヒトゲノムの塩基配列は，人間であれば誰でも完全に同じというわけではなく，個人間に0.1%程度の違いがあることが知られている．この違いこそが，顔かたち，性格の違い等といったヒトの多様性の生物学的基盤となるものである．こうした塩基配列の違いには，先天性遺伝子多型（欠損，挿入，トリソミーなど），VNTR（variable number of tandem repeat），マイクロサテライト

表3 ヒトゲノム上の遺伝子多型マーカー

1. 先天性遺伝子多型
   - 遺伝子欠損，遺伝子挿入
   - トリソミーなど
2. VNTR (variable number of tandem repeat)
   - 繰り返し単位が数塩基から数十塩基に及ぶとする繰り返し配列
   - ゲノム上に数千個存在
3. マイクロサテライト多型
   - 2～4塩基を1単位とする配列が繰り返し存在する部位
   - ゲノム上に数万個存在
4. 単一塩基遺伝子多型 (single nucleotide polymorphism, SNP)
   - ヒトゲノム上に約300～1000万個存在
   - cSNP (cDNA配列上にある遺伝子多型)
   - rSNP (発現制御に関わる遺伝子多型)
   - gSNP (他のゲノム上の一般的遺伝子多型)

表4 ヒトSNPデータ・ベースの整備状況

1. 公的あるいは学術データベース
   - dbSNP (米国：NCBI, NIH)
   - HGBASE (スウェーデン：ウプサラ大学，独国：Gmbh)
   - Human SNP Database (米国：マサチューセッツ工科大学)
   - CGAP SNP Collection (米国：NCI, NIH)
   - SNP Database (米国：ワシントン大学)
   - ALFRED (米国：エール大学)
   - cSNPプロジェクト (日本：5省庁連携，産官学体制)
2. 企業およびコンソーシアム
   - GENSET社 (フランス)
   - Celera Genomics社 (米国)
   - Incyte社 (米国)
   - The SNP Consortium Ltd. (欧米製薬企業，欧米研究機関の共同)

多型，単一塩基遺伝子多型 (single nucleotide polymorphism, SNP) などが知られている (**表3**)。これらの遺伝子多型には，病気の発症の有無や病状の進展，また，治療薬の効き具合や副作用出現プロフィールなどに関係するものが含まれると予想されている。

なかでも，SNPはもっとも高頻度に存在する多型マーカーであり，30億塩基対のヒトゲノム中に300万以上も存在するといわれている。こうしたSNP情報を有効利用する技術開発の進展に伴い，ヒトゲノム多様性の体系的な相関研究を網羅的に行うことが可能となるため，世界中で大規模なヒトSNPデータベースの整備が進められている (**表4**)。今後は，こうしたSNP多型データベースを遺伝子マーカーとして利用することで，従来より知られる遺伝病のみならず，痴呆，がん，糖尿病，高血圧，喘息等の発症脆弱性に関与する責任遺伝子が発見されていくことが期待されている。同様に，多因子疾患であると考えられているうつ病などの精神疾患の発症脆弱性や病態メカニズムに関与する遺伝子が明らかとされていくことが大きく予想される (**表5**)。

そのため，ヒトゲノム塩基配列のどの部分がどう違えば，どういう個人差 (うつ病発症脆弱性，抗うつ薬治療反応性，有害副作用の出やすさなど) に結びつくのかという問題を明らかにしようと

表 5　多因子疾患の責任遺伝子・発症脆弱性因子の発見戦略

1. 患者家系等を用いた研究
    - 連鎖解析（linkage analysis）
    - 同胞罹患対法（sib-pair analysis）
    - 罹患家系構成員法（affected-pedigree-member method）
    - 伝達不平衡試験（transmission disequilibrium test）
2. 相関解析法（association study），症例-対照解析（case-control study）
    - ランダム相関解析，標的遺伝子アプローチ
    - 大規模 SNP データベースを利用した体系的相関解析

表 6　ゲノム全体を網羅的に比較する解析法

- arbitrarily-primed PCR（AP-PCR）法
- restriction landmark genomic scanning（RLGS）法
- in-gel competetive reassociation（IGCR）法
- representational difference analysis（RDA）法

表 7　良く用いられる differential cloning 法

- differential display PCR 法
- cDNA subtraction 法
- mRNA based RDA 法
- cDNA microarray 法/DNA チップ法

する激しい研究競争が，すでに開始されている．こうして得られた知見により，精神医学の分野においても個人の遺伝素因（ヒトゲノム上の遺伝子多型パターン）に応じた医療「オーダーメード医療」が可能になると期待される．すなわち，個々のうつ病患者に最適な治療法や健康管理方法を選択したり，副作用を避けて最も効果的な抗うつ薬の選択やより良い投与方法を選択できるようになる可能性が指摘されているのである．

　精神科領域ではないが，すでに米国では2000年にも肝薬物代謝酵素の遺伝子多型情報をもとにした，新たな遺伝学的投薬基準 gPOC（genetically-based point of care）を薬効表示とする治療薬が承認されていく見通しである．

c．ゲノム情報を利用したリバース・ファーマコロジーの可能性

　薬理学とは「薬物の作用機序を研究することにより，生体の正常なしくみや病態を解き明かしていく学問」である．多くの場合，薬物をプローブとして研究が開始され，その過程で新たな機能分子が発見されたり，新規医薬品が開発される．しかし，ヒトの機能的タンパク質として現在までに同定されているものは，生体内に存在すると予測されている全10数万遺伝子の約20％に過ぎない．そのため，これまでの伝統的薬理学研究においては，既知のごく限られた機能分子についてのみ研究が進められてきた．

　最近，患者のゲノム全体を網羅的に比較する分子生物学的解析法（**表 6**）や，実験動物の遺伝子発現のレベルから mRNA の量的変化をターゲットにした differential cloning 法（**表 7**）を用いることにより，生体の機能や病態に重要な未知のタンパク質・遺伝子群を，病態仮説などの予備知

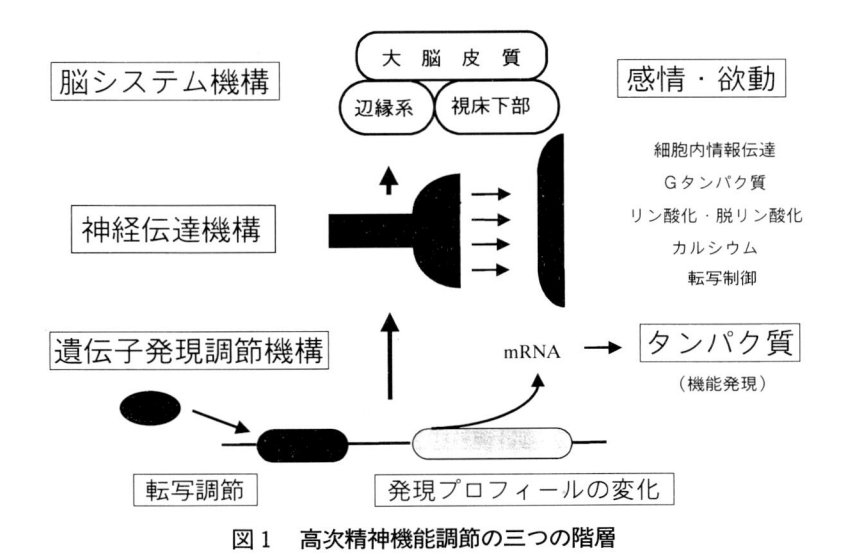

図1 高次精神機能調節の三つの階層

識なしに直接クローニングすることが可能となってきた。実際，生体リガンドが未知の7回膜貫通型受容体遺伝子がオーファン受容体として複数クローニングされている。オーファンとは，孤児（みなしご）の意味である。これらの中には，その後オピオイド受容体と同定された遺伝子もあり興味が持たれている。現在，こうした新規機能分子探索を出発点とし，そこから生体の機能や病態の理解へと還元的に研究を進める方法論が「リバース・ファーマコロジー」として注目されている。

d．高次精神機能調節の三つの階層とうつ病研究

抗うつ薬・うつ病の研究においても同様である。ヒトの高次精神機能は，解剖学的にも複雑な脳システムの緻密な連携により成り立っているが，その素過程は個々の神経細胞間における情報伝達に帰することができる。図1は，抗うつ薬研究の三つのレベルを階層に分けて示したものである。我々精神科医が日常臨床で扱う「抑うつ症状」は，高次精神機能としての「感情・欲動」を司る「脳システム機構」で創成されている。また，服用された抗うつ薬は中枢神経系に運ばれて，シナプスにおける「神経伝達機構」あるいは「細胞内情報伝達系」に作用し，最終的に「脳システム機構」の機能を修飾する。神経情報伝達は，細胞外の情報を細胞内へと変換し核へと伝搬されるなかで，実に様々な機能的タンパク質が連携して機能している。さらに，これらの機能分子群の発現は，染色体に記録された遺伝子情報の厳密に制御された転写・翻訳機構により調節されている。これまでの抗うつ薬開発は「神経伝達機構」の薬理に基づいて行われており，興味を持たれた分子種の発現転写調節を調べるといった方法，つまり図1でいえば上から下向きの研究がなされてきたのである。

しかし，この方法では「既知」のしかも「既存の作業仮説に当てはまる」分子種のみについてしか研究を進めることができない。そこで，今後の創薬研究においては「未知の分子種」を含めた遺伝子発現解析から研究をスタートさせ「神経伝達機構」ひいては「脳システム機構」を解明していく必要がある。つまり，先に述べた通り，伝統的な薬理学的方法論とは逆方向の「リバース・ファーマコロジー」を取り入れた総合的研究アプローチを目指していかなければならない。ここで

表 8　商業的に入手可能な cDNA microarray/DNA チップ

1. GeneChip システム（Affymetrix 社）
2. Atlas システム（Clontech 社）
3. GEM microarray システム（Incyte 社）
4. MICROMAX システム（NEN 社）

いう「未知の分子種を含めた解析」は，なにも新規ヒト遺伝子の直接クローニングを意味するものではない．我々は，実験動物を用いて候補遺伝子を探索し，そのヒトホモログを単離していくことでこの限界を乗り越えることが可能であり，むしろ最も現実的で効率的な方法であると考えている．我々が現在進めている研究プロジェクトは，まさにこの逆転の発想をもって開始されたものである．

これまで，新規機能分子を遺伝子発現レベルから同定する手段として differential display 法などの PCR ベースの方法や cDNA subtraction 法などが用いられてきたが，最近では，膨大なゲノム情報を有効活用してターゲット分子を発見するための先端的生物情報技術の一つとして cDNA microarray 法，DNA チップ法が注目を集めている（表 8）．この方法は，スライドガラスやシリコンなどの基板上に，微量の DNA 断片を高密度に整列固定させたものである．実際には，この cDNA microarray（あるいは DNA チップ）と，標識した研究対象の細胞 mRNA をハイブリダイゼーションさせ，そのシグナルを読み取ることによって，遺伝子発現プロフィールを迅速かつ効率よく比較検討することが可能となる．この技術を利用することにより，理論的には 1 回の実験で数万種以上の機能的遺伝子や EST（expressed sequence tag）の発現の変化を網羅的に検討することができる．EST とは，発現している遺伝子 cDNA の部分的な塩基配列を指し，mRNA/cDNA fingerprint より得ることが可能である．EST は，ポストゲノム時代の新規遺伝子発見の有力な手がかりとなるとともに，疾病関連遺伝子の探索や同定に欠くことができない遺伝子情報である．

2．新しい薬理作用を有する抗うつ薬のゲノム創薬戦略

a．理想的抗うつ薬の条件

新しい医薬品の開発は，創薬ニーズのあるところになされるものである．つまり，現在用いられている抗うつ薬は，まだまだ理想的治療薬とは言い難い．理想的抗うつ薬の特徴としてまず第一に挙げられるのは，確実な抗うつ効果をもつことである（表 9）．また，重症のうつ病患者は，しばしば希死念慮を持つ．特にこうした症例においては，治療開始早期に高い抗うつ効果を発揮する即効性薬物の登場が期待される．加えて，現在の抗うつ療法において治療抵抗性・難治性とされる患者に対する有効性は，理想的抗うつ薬の条件として最も大きな課題である．

理想の抗うつ薬のもう一つの特徴として，有害副作用の克服があげられる．臨床場面ではうつ病の諸症状を改善させるために抗うつ薬を用いる．しかし，その服用開始後に抗うつ効果の出現に先

2. 新しい薬理作用を有する抗うつ薬のゲノム創薬戦略

表9　理想的抗うつ薬の条件

1. 抗うつ効果が高い
   - より確実で高い抗うつ効果をもつ
   - 広い治療スペクトラムをもつ
   - はっきりとした症状選択性をもつ
   - 病相の再燃，再発を予防する効果を持つ
   - 即効性が高い
   - 難治性うつ病に有効
2. 安全性が高く有害な副作用が少ない
   - 有害な急性副作用が少ない
   - 大量服薬時の安全性が高い
   - 精神依存性，身体依存性がない
   - 薬物相互作用が少ない
   - 変異原性，癌原性をもたない
   - 催奇形性が少ない
   - 胎児，母乳への移行が少ない

表10　抗うつ薬創薬の歴史

- 1950年代（基本的リード化合物の偶然の発見による創薬）
   イプロニアジド（抗結核薬）のモノアミン酸化酵素阻害作用の発見
   イミプラミン（三環系薬剤）の抗うつ効果の発見
   モノアミン仮説の興隆
- 1970～90年代（副作用の克服を目指した最適化の時代）
   第2世代の抗うつ薬開発（マプロチリン，ミアンセリン他）
   第3世代の抗うつ薬開発（SSRI，SNRI，RIMA他）
- 21世紀（先端科学技術を利用した戦略的創薬アプローチ）
   モノアミン仮説からの脱却
   ゲノム情報の有効利用
   コンビナトリアルケミストリー
   ハイスループットスクリーニング

行して様々な副作用が発現することもしばしばである．その結果，患者の服薬コンプライアンスは低下し，抑うつ状態を遷延させる大きな原因となる．イミプラミンに代表されるいわゆる三環系薬物を含めた多くの抗うつ薬は様々な神経伝達物質受容体（ムスカリン性アセチルコリン受容体，α_2受容体，ヒスタミンH_1受容体，など）を遮断する薬理作用を有しており有害な急性副作用を引き起こす原因となっている．特に，身体合併症を有する患者や高齢者の治療においては急性有害作用が少ないことは重大な特徴である．その他，大量服薬時の安全性，精神依存性と身体依存性，変異原性，催奇形性なども大きな問題である．こうした有害副作用が少ないことは理想的抗うつ薬の特徴として重要であり患者のQOLの向上に貢献する．

b. 抗うつ薬創薬の歴史と今後の課題

表10に，抗うつ薬創薬の歴史を示した．現在用いられている抗うつ薬のほとんどは，1940年代から50年代にかけて偶然発見された，イプロニアジド（抗結核薬），三環系薬物（抗ヒスタミン薬など）の抗うつ効果をその原点として辿ることができる．後に，これらの薬物にモノアミン酸化酵

表 11　薬理作用からみた既存の抗うつ薬分類

1．モノアミン再取り込み阻害薬
　・三環系抗うつ薬
　・選択的セロトニン再取り込み阻害薬（SSRI）
　・選択的ノルアドレナリン再取り込み阻害薬（NRI）
　・セロトニン／ノルアドレナリン再取り込み阻害薬（SNRI）
2．モノアミン自己受容体拮抗薬
　・セロトニン自己受容体拮抗薬
　・ノルアドレナリン自己受容体拮抗薬
3．モノアミン酸化酵素阻害薬
　・可逆的A型モノアミン酸化酵素阻害薬（RIMA）
4．その他
　・CRF受容体拮抗薬（研究開発中）
　・NK 1受容体拮抗薬（研究開発中）
　・アデノシン 2 A 受容体拮抗薬（研究開発中）
　・セントジョーンズワート（セイヨウオトギリソウ，欧州民間伝承生薬）

素阻害作用やモノアミン再取り込み阻害作用があることが発見され，いわゆる「モノアミン仮説」興隆の契機となった．しかしながら，うつ病の病態の解明は遅々として進まず，当時知られていた薬物クラスの改良が医学研究者にとって最短距離の創薬方法であった．製薬企業の販売戦略からしても，有効性が確認されている薬物クラスの改良が最も早道な選択肢であった訳である．我々臨床医にとっても，抗うつ効果に有効な薬理作用の増強，選択性の強化，有害副作用の原因となる薬理作用の軽減が得られることは大きな治療学上の進歩をもたらすものであると期待された．こうして，1970年代から80年代にかけては，リード化合物をもとに，副作用の克服を目指して化学構造を工夫し，主たる薬理作用を模倣する手法により，第2世代，第3世代の抗うつ薬が開発された．実際，選択性の向上は有害作用の軽減とともに現在の新薬開発の大きな流れの一つであり，選択的セロトニン再取り込み阻害薬（SSRI），セロトニン・ノルアドレナリン再取り込み阻害薬（SNRI），選択的ノルアドレナリン再取り込み阻害薬（NRI），可逆的A型モノアミン酸化酵素阻害薬（RIMA）などの新しい抗うつ薬開発が活発に行われている（表11）．表12に世界の主な医薬品の売り上げランキングを示した．驚くことに三つのSSRIが上位10位までに入っている．しかし，これらの薬物も「モノアミン仮説」に基づく抗うつ薬の治療的限界を超えるものではない．

　また，新しい抗うつ薬を開発できなくとも，現在処方可能な抗うつ薬のより効果的な使用法を検討していくことも重要であり，治療アルゴリズム確立などの努力が続けられている．また，脳の特定の解剖学的部位にのみ薬理作用を与えるための新しいDDS（Drug delivery system）の開発も大きな可能性を秘めたアプローチであると考えられる．

　しかし，理想的には，表13に示す通り病態の解明に基づく抗うつ薬の創薬，つまりは奏効機転のはっきりした薬物をデザインしていくことが望まれる．そのため，21世紀の創薬には，先に述べたようなゲノム情報を有効利用したアプローチが有効となると予想される．今後の抗うつ薬開発には，より学際的な脳科学研究が必須となると予想されるが，偶然の発見に頼ることのない創薬，「モノアミン仮説からの脱却の時代」がようやく到達したといっても過言ではない．

2. 新しい薬理作用を有する抗うつ薬のゲノム創薬戦略

表12 世界の医薬品の売り上げランキング

順位	医薬品名	適応症	薬理作用
1.	シンバスタチン	高脂血症	HMG-CoA 還元酵素阻害薬
2.	オメプラゾール	胃潰瘍	プロトンポンプ阻害薬
3.	**フルオキセチン**	うつ病，他	選択的セロトニン再取り込み阻害薬
4.	アムロジピン	高血圧	カルシウム・チャンネル拮抗薬
5.	エナラプリル	高血圧	ACE 阻害薬
6.	プラバスタチン	高脂血症	HMG-CoA 還元酵素阻害薬
7.	**パロキセチン**	うつ病，他	選択的セロトニン再取り込み阻害薬
8.	**サートラリン**	うつ病，他	選択的セロトニン再取り込み阻害薬
9.	アモキシシリン	細菌感染症	細胞壁合成阻害作用
10.	クラリスロマイシン	細菌感染症	リボゾーム結合作用（蛋白質合成阻害）

* 1998年のIMS統計による全世界における売り上げ上位の医薬品を示した。
* 抗うつ薬を**太字**で示した。

表13 新しい抗うつ薬の可能性探求ストラテジー

1. 現在有効性が確認されている薬物クラスの改良
    ・抗うつ効果に有効な薬理作用の増強
    ・選択性の強化あるいは広域化
    ・有害な副作用の原因となる薬理作用の軽減
2. 抗うつ薬のより効果的な使用法の検討
    ・Augmentation Therapy の試み
    ・有害な副作用のマネージメント法の開発
    ・治療アルゴリズムの開発による治療計画の一般化
    ・治療反応性診断技術の開発によるより適した治療薬の選択
    ・新しい DDS（Drug delivery system）の開発
3. 病態の解明に基づく新しい抗うつ薬クラスの戦略的開発（創薬）
    ・うつ病の病態，発症脆弱性の解明
    ・各種抗うつ療法の奏効機転の神経科学的研究
    ・新たな治療ターゲットの発見
    ・新しい薬理作用機序を持つ薬物の開発
    ・病態診断法の開発によるより適した治療薬の選択

c. 新規治療ターゲットの発見による合理的創薬戦略

　それでは，どうしたら効率よく新しい抗うつ薬を開発することができるのであろうか。これまで，抗うつ薬の奏効機転を探る研究は，いわゆる「モノアミン仮説」を出発点として進められてきた。従来の抗うつ薬は，セロトニンあるいはノルアドレナリン神経系のシナプス間隙におけるモノアミン濃度を増加させる方向に働くものが多い。イミプラミンに代表される古典的な抗うつ薬がセロトニン，ノルアドレナリン双方の再取り込み阻害作用を有することは周知の事実である。モノアミン酸化酵素阻害薬は文字どおりモノアミン分解酵素を阻害することによりシナプス間隙におけるモノアミン濃度を増加させる。加えて，比較的新しく開発された抗うつ薬であるミアンセリンやセチプチリンはシナプス前の α_2 受容体遮断作用により二次的にノルアドレナリンのシナプスへの放出を促進する作用を有する。こうした神経化学的変化は急性薬理作用として比較的短時間に引き起

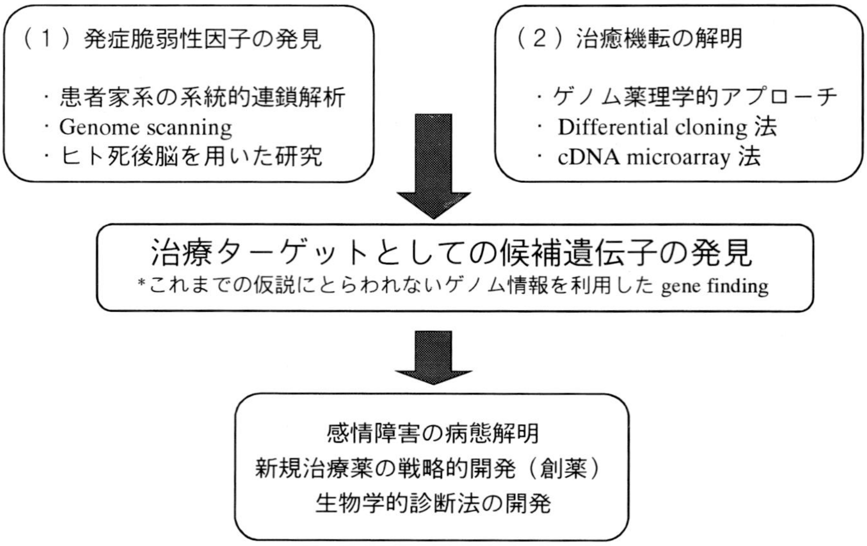

```
┌─────────────────────────────┐   ┌─────────────────────────────┐
│ (1) 発症脆弱性因子の発見    │   │ (2) 治癒機転の解明          │
│                             │   │                             │
│ ・患者家系の系統的連鎖解析  │   │ ・ゲノム薬理学的アプローチ  │
│ ・Genome scanning           │   │ ・Differential cloning 法   │
│ ・ヒト死後脳を用いた研究    │   │ ・cDNA microarray 法        │
└─────────────────────────────┘   └─────────────────────────────┘
```

治療ターゲットとしての候補遺伝子の発見
*これまでの仮説にとらわれないゲノム情報を利用した gene finding

感情障害の病態解明
新規治療薬の戦略的開発（創薬）
生物学的診断法の開発

図2　新規抗うつ薬開発戦略（候補遺伝子の探索）

こされる．しかしながら，実際の臨床場面においては抗うつ薬の治療効果発現に10日から2週間はかかることが経験されている．そのため，抗うつ薬の長期投与後にみられる脳内β受容体のダウン・レギュレーションや，アデニル酸シクラーゼ活性などの神経化学的変化と抗うつ薬の治療効果とを結びつけた新しい作業仮説が生まれてきた．しかし，最近になってSSRIの長期投与後にこれらの変化が必ずしもみられないことが判明してきており，いわゆる「モノアミン仮説」の見直しが必須の状況である．また，現在では抗うつ薬がGタンパク，細胞内カルシウム動態，タンパク質リン酸化・脱リン酸機構，細胞骨格系機能などに間接的に作用する可能性が指摘されており，分子レベルの詳細な検討が望まれている．こうした研究は，うつ病において障害されている脳内神経伝達機構の全体像を理解するうえで意義深いものであり，生物学的研究に新たな作業仮説を呈示するものである．

一方，抗うつ薬のターゲット分子として上述したような既知タンパク質の変化を想定して研究を進めることの危険性も指摘されており，未知遺伝子をも含めた検討が重要であると考えられる．そのため，戦略的に抗うつ薬を開発するためには，まずはじめにうつ病の治癒機転に密接に関与する機能分子を「発症脆弱性因子」あるいは「治癒機転に関与する因子」として探索することが必要である（**図2**）．こうして得られた機能分子を創薬ターゲットとすることで，その機能を阻害したり修飾する新規化合物（リード化合物）を合成することがはじめて可能となる．たとえ薬理学的に十分でなくとも，リード化合物を発見することがゲノム創薬のための第1歩である．さらに，リード化合物候補の構造をデリバタイズし最適化することにより，より理想的な医薬品候補化合物の合成へと研究を進めることが可能となるのである．

d．うつ病の病態と発症脆弱性因子の解明

近年，うつ病患者や遺伝負因の濃厚な患者家系を対象として，多因子疾患としてのうつ病の病態

表 14　薬物療法以外の他の抗うつ療法

・電気ケイレン療法（ECT）
・高頻度経頭蓋的磁気刺激療法（rTMS）
・迷走神経刺激療法（実験的段階）

と発症脆弱性因子を解明する試みがなされている。分子遺伝学の進歩により，現在様々な手法がうつ病を含めた感情障害研究に用いられている（表5）。遺伝学的研究の詳細については他稿にゆずるが，うつ病との関連が想定される「ストレス脆弱性」が何らかの形で遺伝する可能性が双生児研究より指摘されている。また，ストレス研究の中では視床下部－下垂体－副腎系機能の異常が特に注目を集めている。一方，ゲノム上の遺伝子多型と様々な臨床要因（病型，薬物反応性，遺伝負因など）について詳細に検討することは有意義な研究戦略であるが，最近ではセロトニン・トランスポーター遺伝子転写調節領域の遺伝的多型性と性格傾向との関連を示した報告がなされており興味深い。

あたり前のことではあるが，高次精神機能をつかさどるヒト脳を直接生化学的研究に用いることは，死後脳などの限定されたサンプル以外には不可能であり，大きな研究上の制約となっている。今後は，インフォームドコンセントに基づいて提供いただいた，「十分な医療情報を伴う死後脳・遺伝子バンク」の整備がより重要な課題となるものと予想される。

e. うつ病の治癒機転に関与する因子の発見

現在用いられている抗うつ薬のターゲット分子は，先に示したように，シナプス前モノアミン再取り込み部位（セロトニン・ノルアドレナリン・トランスポーター），シナプス前モノアミン自己受容体，モノアミン酸化酵素などごく僅かである。先にも述べたとおり，これらの機能分子は薬物の直接ターゲットではあるものの，真の奏効因子ではない。今後は，真の治癒機転関連因子をターゲットとした創薬がなされていく必要がある。

ここで強調しておきたいのは，生活習慣病などの他の内科的疾患の治療薬，例えば高血圧治療薬の薬理作用を考えてみても明らかなように，「創薬ターゲットは必ずしも病態に関わる機能分子そのものである必要はない」という点である。例えば，本態性高血圧の治療に，アンギオテンシン2受容体拮抗薬，ACE阻害薬，カルシウム拮抗薬，β遮断薬などの薬物が用いられている。しかし，本態性高血圧は多因子性の複雑な病態によるものであり，これら治療薬の直接ターゲットである，アンギオテンシンを介する情報伝達系，カルシウム・チャンネル，β受容体に明らかな異常はみられない。我々が用いている高血圧治療薬は，血圧調節に関わる正常な生理機構を利用して血圧コントロールを実現しているのである。つまり，うつ病の治療においても，病態メカニズムそのものが不明確であっても，正常に保たれている生理機構を有効利用する形で症状を緩和する薬物を開発していくことは可能であり，より現実的な創薬戦略であると考えている。

このアプローチを成功させるためには，これまでにうつ病に有効であることが確かめられている薬物療法や，他の治療法（表14）の作用機序，奏効機転を正しく理解することが必要である。例えば，抗うつ薬に治療抵抗性の難治性うつ病患者の治療に電気けいれん療法が用いられることが多

い。電気けいれん療法後には，興奮した脳内の神経細胞において，様々なタンパク質の転写が促進あるいは抑制されているが，実際に抗うつ効果と関連する機能分子が何であるのか未だ同定されていない。そのため，電気けいれん療法の複雑な中枢作用のうち，抗うつ効果に関与するものを見いだしその作用を模倣する薬物を開発することは，非常に魅力的な創薬戦略となるのである。

　それでは，抗うつ薬の奏効機転と関係する脳内神経化学的変化の実体とは一体何なのであろうか。最近では，抗うつ薬連続投与後の治療効果発現機序には何らかの機能的タンパク質の発現を介した脳システムの神経可塑的変化の関与が指摘されている。我々は，この点に特に注目して以下に示すような研究プロジェクトを開始した。

3. 新規抗うつ薬のゲノム創薬プロジェクト

a. プロジェクトの全体構想

　現在我々は，昭和大学を中心として「向精神薬ゲノム創薬プロジェクト」を進めており，その一部としてうつ病治療の新規ターゲットとなり得る脳内機能分子を探索することを試みてきた。本プロジェクトでは，表15に示す通りの3段階のステップに分けて戦略的・論理的アプローチを行っている。

　ステップ1ではゲノム・プロテオーム研究と生物情報技術（バイオ・インフォマティクス）を組み合わせることにより，実験動物脳よりうつ病治療のターゲットとなり得る遺伝子やタンパク質を発見する作業を行っている。本ステップでは，抗うつ薬の投与により発現の変化する遺伝子・タンパク質や，うつ病患者組織で発現の変化している機能分子群に注目して検討している。次のステップ2では，得られた候補ターゲット分子が真のターゲット分子となり得るかを選別するためにアッセイ系を構築している。この二つの過程を繰り返し行うことにより，創薬のためのターゲット分子を可能な限り探索することを目指している。さらに，ステップ3では，得られたターゲット分子に結合し機能を修飾する有機化合物をリード化合物として探索しその最適化を行う計画である。この過程で合成されるであろう様々な中間合成産物については，先にステップ2で構築したアッセイ系

表15　研究プロジェクトの実施方法

ステップ1：創薬のための候補ターゲット分子の探索
・RNA fingerprint法，cDNA microarray法によるゲノム情報の有効利用
・候補分子のモチーフ/ホモロジー解析による分子情報学的検討
ステップ2：機能解析による選別とアッセイ系の構築
・神経化学的検討による発現分布パターンと機能の解析
・モデル動物を用いた行動薬理学的検討
・遺伝子組み替え動物作成による解析
・患者サンプルを用いた検討
ステップ3：ターゲット分子に作用するリード化合物のスクリーニング
・生物構造情報に基づくリード化合物のデリバタイゼーションと最適化
・ハイスループットスクリーニング/コンビナトリアルケミストリー

3．新規抗うつ薬のゲノム創薬プロジェクト

表16　発現プロフィールからみた抗うつ薬関連遺伝子の機能別分類

1．神経情報伝達，細胞内情報伝達系に関するクローン
2．タンパク質折り畳み，細胞内輸送に関するクローン
3．細胞障害，酸化還元系に関するクローン
4．既知の分子と相同性の低い未知の機能的分子クローン

を用いて検定し，構造生物学的検討のもとに理論的最適化を試みることが可能である．最終的には，得られた治療薬候補化合物が実際に医薬品（抗うつ薬）として開発可能であるか十分な行動薬理学的検討，神経薬理学的検討を行う予定である．さらに，うつ病患者の血液や死後脳サンプルを用いて検討していくことにより，最終的に実験動物より得られた知見をヒトへと外挿していくことが必要であると考えている．

我々が現在行っているクローニング・プロジェクトの対象は「うつ病治癒機転に関わる機能分子群」である．つまり，実験動物より得られた候補分子のヒトホモログについてSNP等の遺伝子多型を検討することにより，特定の抗うつ治療法に良く反応する患者やそうでない患者（治療抵抗性患者）の違いを生じさせる生物学的背景が明らかとなる可能性が考えられる．研究の進展により，個人の遺伝素因（ヒトゲノム上の遺伝子多型パターン）に応じた「うつ病のオーダーメード医療」実現のための基盤的知識が蓄積されることが強く期待されるところである．

b．現在までの具体的研究成果

我々は，作用機序のことなる2種の抗うつ薬長期投与後に共通してラット脳内で発現が増減する200の1次候補遺伝子・ESTを，differential display法を用いて抗うつ薬関連遺伝子として検出することに成功した．得られたcDNA断片は，サブクローニングした後にジデオキシ法により塩基配列を決定した．次に，GeneBank/ENBLのデータベースに登録されている塩基配列とFASTA法を用いて相同性解析を行った結果，発現プロフィールから**表16**の様に分類された．ここに示すように，我々が同定したcDNA断片には，神経情報伝達，細胞内情報伝達系に関するクローン，タンパク質折り畳み，細胞内輸送に関するクローン，細胞障害，酸化還元系に関するクローンなどの既知遺伝子群とともに，熱ショックタンパクの一つであるHSC 70の新規スプライシングバリアントや，既知の分子と相同性の低い未知の機能的分子クローンが多数含まれていた．

我々は，これらの遺伝子・ESTをAntidepressant Related Genes（ADRG）と命名して詳細に検討を続けている．具体的には，向精神薬投与ラット，うつ病モデルおよびストレス負荷ラットにおける候補遺伝子群の発現変化について，LightCycler（キャピラリーを用いた定量的PCR解析システム）を用いて詳細に検討する作業を進めている．また，タンパクレベルでの発現の確認には，これらの遺伝子のコードするタンパク質のアミノ酸配列をもとに抗体を作成し検討している．脳内分布の調査には，*in situ* hybridization法および免疫組織化学的手法が重要であるが，将来的にはADRG遺伝子産物を発現しないノックアウト動物を作成し行動変化を検討することで，これらの生体における機能を解析していく計画である．

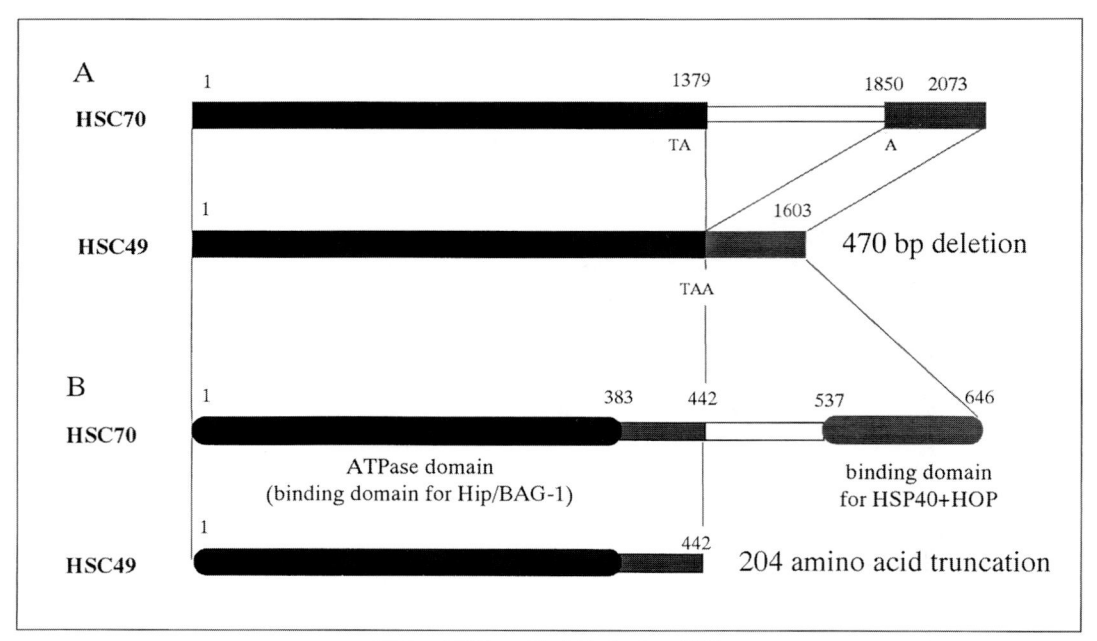

図3 HSC 49 及び HSC 70 の構造

c. 抗うつ薬関連遺伝子としての HSC 49 の発見

ここでは，我々が発見した heat shock cognate protein 70（HSC 70）の新規スプライシングバリアントについて，ADRG 遺伝子解析の1例として紹介する。

ADRG 遺伝子として得られた cDNA 断片の1つの塩基配列を決定したところ，これはストレスタンパクとして報告されている HSC 70 の 1158-1916 そのものであることが明らかとなった。ところが，このフラグメントは HSC 70 の中程（1380-1849）の 470 bp の塩基配列が欠損していた（図3）。また，この欠損部分が HSC 70 の第7および第8エクソン部分であることが明らかとなったことから，我々が得た cDNA 断片は HSC 70 の新規スプライシングバリアントのものであると考えられた。さらに，この欠損により HSC 70 では見られなかった新しい終止コドン（TAA）ができるため，アミノ酸配列はこの欠損部位で終了していた（図3）。この cDNA のコードするタンパク質は 442 アミノ酸残基を有し，推定分子量は 48.6 kDa と考えられたため，我々はこれを HSC 49 と名付けてさらに検討を加えている。興味深いことに，このアミノ酸欠損部分（AA 537-AA 646）には，chaperon cofactor である HSP 40 や HOP との相互作用を司っているドメインがあると報告されている。

次に，HSC 70 及び HSC 49 の発現量を特異的なプライマーを用いて，RT-PCR 法により比較した。HSC 70 と HSC 49 の2本のバンドが 630 bp 及び 160 bp の位置に確認された。また，HSC 49 の発現量は対照群と比較して，イミプラミン投与群で 38.5%，サートラリン投与群で 22.5% の増加が認められた。しかし，HSC 70 の発現量には変化は見られなかった（図4）。さらに，Western Blot 法を用いて HSC 49 のタンパクレベルでの発現を確認したところ，対照群と比較して，イミプラミン及びサートラリンの両薬物投与群においてそれぞれ 33.2%，39.0% の発現

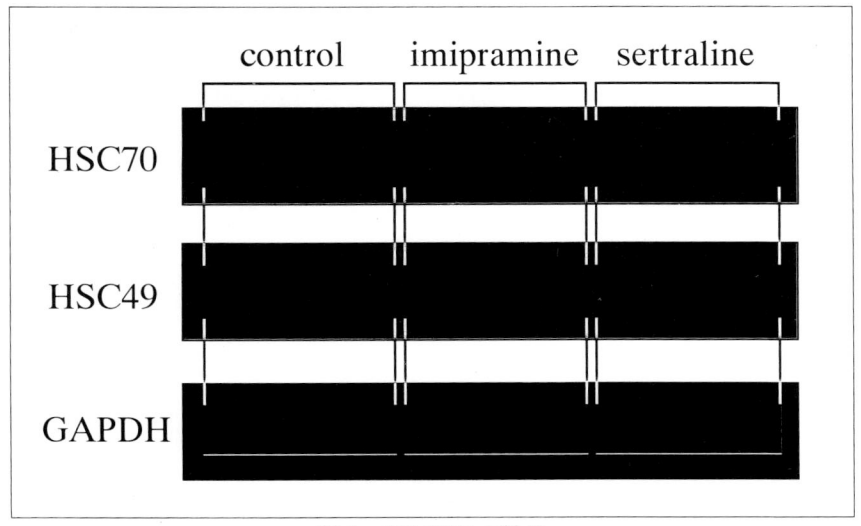

3. 新規抗うつ薬のゲノム創薬プロジェクト

図4　RT-PCR の結果

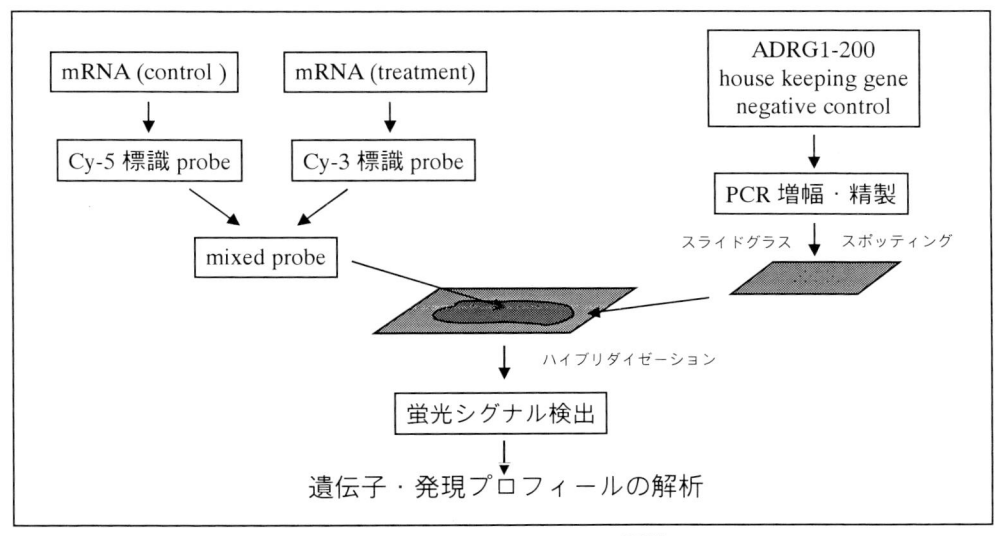

図5　ADRG microarray の開発

増加が認められた。以上の結果より，HSC 70 の新規スプライシングバリアントである HSC 49 は，抗うつ薬の投与後に共通して誘導される機能分子の一つである可能性が示唆された。

d. 抗うつ薬関連候補遺伝子をスポットした ADRG microarray の開発

これまで，我々は得られた ADRG 遺伝子について，1クローンごとに RT-PCR 法，Nothern blotting 法等を用いて再現性の確認及び定量（2次スクリーニング）を行ってきたが，この過程は膨大な労力と時間を要する作業であった。そこで我々は，この過程のさらなる効率化と迅速化を図るため，200個の ADRG 遺伝子，ポジティブコントロール（house keeping gene など）及びネガティブコントロール（プラスミド DNA など）をスポットした独自の cDNA microarray（ADRG microarray）を自主開発した（図5）。

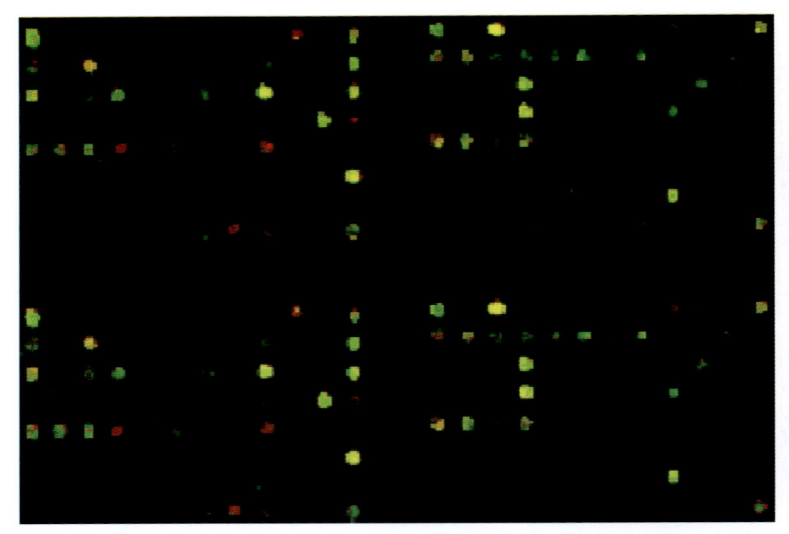

図6 ADRG microarray を用いて抗うつ薬連続投与の効果を解析した結果の1例

コントロール群及び抗うつ薬投与群のラット脳よりmRNAを抽出し，それぞれ，Cy 5, Cy 3-dUTP存在下で逆転写反応を行いcDNA蛍光プローブを作製した。これらを混合し，ADRG microarrayにハイブリダイズし，同一のスポットに占めるCy-3とCy-5の蛍光シグナルを635 nm, 532 nmの各検出波長でそれぞれ検出し擬似カラー表示し重ね合わせた。コントロール群に多く発現するものは青く，投与群に多く発現するものは赤くみえる。

先にも述べたとおり，cDNA microarray 技術は多数の遺伝子の発現や変異，多型性を同時に解析することができる。そのため，種々の病態や薬物の効果を迅速に解明するための驚異的なスクリーニング方法として登場してきた。我々が用いたGMS 417 Arrayerは，独自のピン&リング方式を採用したDNAチップ作製用マイクロスポッティング装置である。この装置を用いると100〜200 μmのサイズのスポットを得ることができるため，1枚のスライドガラスに，理論上は5万個以上のDNAを再現性良く，しかも高速でスポッティングすることができる。我々は，コントロール群及び様々な処置群（向精神薬投与，ECT処置，ストレス負荷など）のサンプルよりmRNAを抽出し，それぞれ，Cy 5, Cy 3-dUTP存在下逆転写反応を行いcDNA蛍光プローブを作製し，解析を進めている。具体的には，作製したcDNAを混合し，ADRG microarrayに競合的にハイブリダイズした後に，GMS 418 Array Scannerを用いてCy 3とCy 5の蛍光シグナルを635 nm, 532 nmの各検出波長でそれぞれ検出し，各スポット上の蛍光強度の比（Cy 3/Cy 5）を，コンピューター解析することにより検討している。GMS 418 Array Scannerは，共焦点レーザー顕微鏡技術をベースに独自のスキャニング方法を採用した，DNA microarray読み取り用高速蛍光スキャニング装置である。この装置は，10 μmの高解像度解析機能をもち，異なる2波長で検出を行うことが可能である。図6に，ADRG microarray蛍光画像解析の1例を示した。

実際，ADRG microarrayを用いてECTを模した処置を負荷したラットのサンプルを解析した結果，抗うつ薬およびECTという異なる2種の治療法施行後に共通して発現変化する遺伝子を多

表17 ADRG microarray を用いた抗うつ薬群と ECT 処置群における遺伝子発現の検討

EST #	抗うつ薬群	ECT 処置群	EST #	抗うつ薬群	ECT 処置群
01	**↑**	**↑**	07	**↑**	**↑**
02	—	⇧	08	—	⇩
03	**↑**	**↑**	09	—	⇩
04	**↑**	**↑**	10	↑	—
05	↓	—	11	↑	—
06	↓	—	12	↑	—

＊太矢印は抗うつ薬群と ECT 処置群で共通して発現変化している遺伝子を示した。
＊白抜き矢印は，ECT 処置群のみで発現変化している遺伝子を示した。

数発見することに成功した（**表17**）。これら ADRG 遺伝子群はうつ病治癒過程に共通する分子メカニズムに関与する可能性が考えられ，今後の詳細な検討が待たれている。このように，我々が開発した ADRG microarray は，抗うつ薬，他のうつ病治療法，種々の情動障害モデル動物における遺伝子発現変化を効率良くスクリーニングするための強力なツールとなると考えられた。

おわりに

以上，うつ病のゲノム薬理学研究について総説し，我々が現在進めている抗うつ薬創薬プロジェクトについて紹介した。

現在，ゲノム情報を有効利用するための先端的生物情報技術として cDNA microarray 法や DNA チップ法が注目され，商品化が進んでいる。これらの方法は，あらかじめスポットされている数万種類の遺伝子発現プロフィールの変化を効率的かつ網羅的にスクリーニングする優れた方法であり，医学・生物研究のあらゆる分野で「流行している」といっても過言ではない。しかし，既存の商品化されたシステムを用いた方法では，今回我々が示したようなスプライシングバリアントや全くの新規遺伝子を候補遺伝子として新発見することは不可能である。このような新規遺伝子探索のためには，様々な differential cloning 法の利点と欠点を熟知した上で研究を進めていくことが重要であると考えている。

我々の研究成果は，ポストゲノム研究の一つとして，うつ病治癒機転の基盤となる神経化学的変化の解明に画期的な作業仮説を呈示する独創性の高いものであり，新規中枢神経系治療薬の創薬という具体的成果につながるものであると考える。今後も，ヒトゲノムの解明はさらに急速に進行していくことが予想されており，「オーダーメード医療」の実現など，遺伝子多型情報と先端的生物科学技術の精神医学に与えるインパクトは計り知れないほど大きい。脳科学の時代といわれる現在，必ずやうつ病が克服されることを信じて疑わない。そのためには，治癒機転の解明に基づく新しいクラスの抗うつ薬開発のための弛まぬ努力が必要である。

文 献

1) Debouck C and Goodfellow PN (1999) DNA microarrays in drug discovery and development. Nat Genet. (1 Suppl)：48-50

2) Yamada M, Yamada M, Kiuchi Y, et al (1999) Identification of a novel splice variant of heat shock cognate protein 70 after chronic antidepressant treatment in rat frontal cortex. Biochem Biophys Res Commun. 261：541-5
3) Yamada M, Yamada M, Yamazaki S, et al (2000) Identification of a novel gene with RING-H2 finger motif induced after chronic antidepressant treatment in rat brain. Biochem Biophys Res Commun. 278：150-157

第6章 これからの抗うつ薬

はじめに

　抗うつ薬が開発されて，やがて半世紀を迎えようとしている。抗うつ薬の原型はイミプラミンとMAOIであり，その後の抗うつ薬の開発は主としてイミプラミンをモデルに進められてきた。イミプラミンの薬理機序研究は抗うつ薬の作用機序に関する仮説（モノアミン仮説）を産み，その集大成としてSSRIが開発された。しかし，これでうつ病の薬物療法はパーフェクトなものになったかと言うと決してそうではない。どう工夫をしてみても，まだ3割方のうつ病は薬物抵抗性である。副作用がほとんど気にならない抗うつ薬があるとも言えない。したがって，まだまだ新規抗うつ薬への期待は大きく，次々に新しい抗うつ薬の開発が行われている。ここでは，世界中で現在進行中の新規抗うつ薬の開発状況と，まだ臨床試験にまで至らない研究段階の薬物について概観してみたい。

1. 新規抗うつ薬に求められる条件

　イミプラミン以来開発されてきた抗うつ薬はそれぞれ，それまでの抗うつ薬と比べて改善され進歩してきたのは確かである。しかし，なお，解決されていない問題も数多く残されており，新規抗うつ薬に求められる条件にもなっている。ここでは，その詳細に立ち入ることは本来の目的ではないが，問題点を整理しておくことは次項以下に紹介する新規抗うつ薬がこれらの問題点の何を解決できるか，あるいは解決しようとしているかを知る上で有用と思われるのでスペースを割くことにした。
　現在使用可能な抗うつ薬の問題点を列記すると次のようになろう。
①効果発現までに時間がかかる。
　多少の違いはあるにせよ，ほとんどすべての抗うつ薬は効果が現れるまでに10日以上を要する。今日のような経済状態の不良な状況にあっては，長期の病欠はリストラの口実になることも多く，早期の回復を願う患者が多いのも当然である。うつ病の回復過程は自然経過においても時間を要するものであり，むしろ時間をかけて薬の効果が現れる方が自然とする見方がないわけではないが，やはり即効性を期待する患者および治療者が多いのは事実である。
②副作用がある。
　三環系抗うつ薬（TCA）の抗コリン性副作用や抗ヒスタミン性副作用あるいは抗α_1性副作用は次第に改善され，SSRIが開発されるに至って，これらの副作用は極めて低頻度になった。しかし，副作用がすべて解消されたわけではなく，新たに消化器系の副作用（セロトニン神経刺激に関

表1　新しい抗うつ薬に求められる条件[18]

1. 有効率が高く，かつ即効性であること
2. 副作用のないこと
3. 安全性が高いこと
4. 排泄が速いこと
5. 作用機序が選択的で明確なもの
6. 服用しやすいこと。処方しやすいこと
7. 難治性うつ病にも有効なこと
8. 薬物依存性のないこと
9. 催奇性がないこと
10. 病相の再発の予防効果を持つこと

連）が出現し，また性機能障害も問題になっている。薬は諸刃の剣であり作用と副作用は切り離せないという側面はあるにせよ，副作用は限りなく少ない薬剤の開発が期待されるのは当然であり，また今日の科学技術をもってすれば不可能ではないと思われる。

③難治性うつ病が解決できていない。

少なく見積もって2割程度の難治性うつ病が存在する。うつ病が生物学的側面と同時に心理・社会的側面を持った病気であり，すべてのうつ病が薬物治療のみで解決できるものでないことは自明であるが，他の如何なる療法を駆使しても改善の得られないうつ病が存在するのも事実である。新規開発の抗うつ薬には，これまでの仮説にとらわれない新しい薬理機序をもち，難治性うつ病の少なくとも一部に改善効果を示すことが期待されるところである。

④再発・再燃防止効果が明らかでない。

双極性障害と異なり，うつ病の再発・再燃防止はこれまで大きな関心事ではなかった。しかし，うつ病の多くが再発性であり，その度に仕事を休み治療を行う社会的損失がクローズアップされるに及んで，うつ病の薬物による再発防止に関心が集まりつつある。SSRIは副作用が少なく，服用回数も少ないことから予防的服用の検討が行われているが，今後は再発防止を視野に入れた新規抗うつ薬の開発が望まれる。

⑤薬物相互作用がある。

この点も薬物には必然的であり，避けて通れないところではある。しかし，可能な限り相互作用の薬物を減らす努力，すなわち代謝の系（チトクロームP-450）をマイナーな系になる薬剤の開発等が望まれる。

以上は現有の抗うつ薬の持つ問題点の主なものである。新規抗うつ薬に求められる条件は，したがって，この逆と言ってよい。

表1に上島がまとめた条件を転載した[18]。この10の条件を満たすような新規抗うつ薬の登場が待たれる。

2. モノアミン系に影響する新規抗うつ薬

ここでは従来の流れ，即ち三環系抗うつ薬の延長線にあるモノアミン再取り込み阻害作用を持つ

2. モノアミン系に影響する新規抗うつ薬

新規薬物に加えて，受容体に対して直接作用する薬剤についても整理してみたい。主として米国での開発状況を紹介し，薬剤によってはヨーロッパあるいは日本での開発状況についても触れる。

a. ノルアドレナリン選択的再取り込み阻害薬

TCA の作用機序研究からセロトニンおよびノルアドレナリン再取り込み阻害作用が抗うつ作用に関係することが推察され，モノアミン仮説[24]が生まれたわけだが，セロトニンとノルアドレナリンのいずれが一次的に関与しているのか，あるいは両者の関与が同時に必要なのかについては結論が得られていなかった。SSRI が開発され，抗うつ薬として臨床に定着したことから，上記の薬理機序の一部には答えが出たことになる。すなわち，セロトニンの選択的再取り込み阻害のみで抗うつ作用は発揮されることが明らかになった。しかし，このことはノルアドレナリンは関与しないことを意味するものではない。SSRI と対極をなす選択的ノルアドレナリン再取り込み阻害薬の臨床治験も進められており，reboxetine は英国では市販されている。他にもノルアドレナリン再取り込み阻害薬はあるが Org 4428 は開発中止となり，155 U 88（ノルアドレナリン選択的ではなく，ドーパミン再取り込みも阻害する）は第Ⅰ相（米国）の段階である。

b. SNRI

SSRI の次の世代の抗うつ薬として現在わが国においても治験が行われているのがセロトニン・ノルアドレナリン選択的再取り込み阻害薬（SNRI）である。三環系抗うつ薬が元来，セロトニンとノルアドレナリン両方の再取り込み阻害作用を持つことを考えれば，SNRI は三環系抗うつ薬の焼き直しに過ぎないことになるが，三環系と異なる点は受容体に対する遮断作用がない点である。すなわち，抗コリン作用，抗 α_1 作用，抗 H_1 作用などがないことから，これに関連する副作用が極めて少ないとされる[23,28]。SNRI が三環系抗うつ薬と同等の抗うつ作用を有するのか，また SSRI との違いがあるのかといった点は大いに関心の持たれるところであり，治験の結果が待たれる。図1には SNRI の種類と構造式を示した。

c. カテコラミン受容体に直接作用する薬剤

アドレナリン受容体には α_1，α_2，β 受容体の3種類がある。このうち，α_2 受容体は前シナプスにおいて自己受容体の役割を果たしており，アンタゴニストはノルアドレナリンの放出を促進することからモノアミン欠乏を補うものとして抗うつ薬の可能性が考えられてきた。実際，ミアンセリンは抗うつ薬として使用されている（ただし，ミアンセリンの場合は $5-HT_{2A}$ 遮断薬の性質を併せ持っており選択的な α_2 遮断薬ではないが）。このような観点から純粋な α_2 遮断薬の抗うつ薬としての可能性が検討された（Idazoxan, Fluparoxan）が開発は中断されている。純粋な α_2 遮断薬ではないが，すでに1996年に米国で認可されたミルタザピン（mirtazapine）は作用機序の点から興味の持たれる薬剤である。ミルタザピンは前シナプスの α_2 受容体の遮断薬であると同時に $5-HT_2$，$5-HT_3$ 受容体も遮断する[8,9,14]。α_2 受容体はノルアドレナリンニューロンの自己受容体であると同時にセロトニンニューロンの前シナプスに存在してセロトニンの遊離を抑制的にコントロールしている。ミルタザピンはこの α_2 受容体を遮断する結果，ノルアドレナリンおよびセロト

Venlafaxine

Duloxetine

Milnacipran

図1 SNRIの種類と構造式

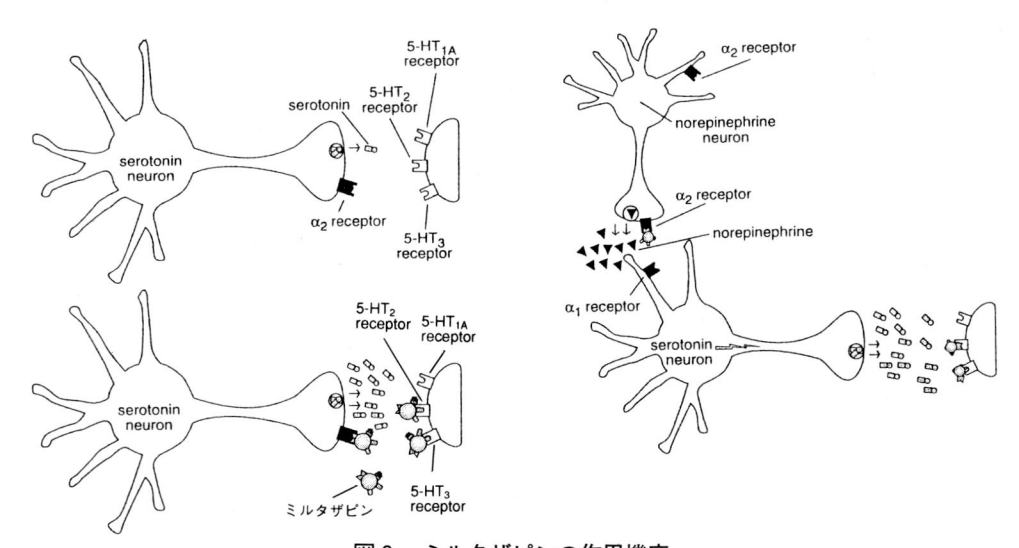

図2 ミルタザピンの作用機序
(α_2受容体遮断によるセロトニンの遊離促進及びセロトニンの5-HT$_2$, 5-HT$_3$遮断)

ニンの遊離を促進し，その機能を亢進させる。従って，シナプス間隙のセロトニン濃度を高めることになるが，SSRIと異なり5-HT$_2$，5-HT$_3$受容体を遮断する作用があるため，主として5-HT$_{1A}$受容体に対してアゴニスト作用を示すことになる。5-HT$_2$受容体遮断は抗不安，睡眠増強につながり，5-HT$_3$受容体遮断は消化器症状の軽減につながると考えられる（図2）[26]。A-75200はα_2遮断作用とノルアドレナリンの再取り込み能を有する薬剤であり，即効性が期待されたが，プラセボ

2. モノアミン系に影響する新規抗うつ薬

との間にHAM-Dの改善率の差が見られず,治験は中止された[6]。

βアゴニストの検討も始まっているが,まだ抗うつ薬となりうるか否かの見極めはついていない。

d. 5-HT$_{1A}$受容体アゴニスト,アンタゴニストの抗うつ薬としての可能性は薄い?

SSRIの作用機序の中にセロトニン神経細胞体の自己受容体の脱感作があり,これが生じるのに2週間程度必要とするために,効果発現するのに時間がかかると言われる。これを解決する方法としてSSRIに5-HT$_{1A}$アンタゴニストを併用することが検討された。βブロッカーであると同時に5-HT$_{1A}$のアンタゴニストであるpindololをSSRIに併用すると,効果発現が早くなるとの報告が相次いで注目された[2,3]。しかし,その後の二重盲検比較試験の結果では否定されている[22]。

一方,5-HT$_{1A}$のpartial agonistの抗うつ作用の検討も行われているが,弱い抗うつ作用は認められるものの抗うつ薬として定着する可能性は低い[11,20]。

e. 5-HT$_2$受容体アンタゴニスト

うつ病のセロトニン受容体過感受性仮説を基に,5-HT$_{2A}$受容体阻害が抗うつ作用を発揮するか否かに関心が持たれ,いくつかの臨床検討が行われている。選択的な5-HT$_{2A/2C}$アンタゴニストであるritanserinが気分変調症患者の睡眠改善(徐波睡眠の増加)をもたらすことが報告され[17],関心が集まったが,大うつ病患者を対象とした検討では否定された[27]。

最近では,SSRIの副作用を抑えるために,副作用と関係の深い5-HT$_2$,5-HT$_3$受容体を遮断する薬剤の開発が行われている。5-HT$_2$受容体が性機能障害や睡眠障害と関係があることから,SSRIの作用に5-HT$_2$遮断作用の加わったnefazodoneが開発されたのは,このコンセプトに基づくものである[7]。nefazodoneよりも更に強力なセロトニン取り込み阻害能をもつYM 35992の開発も行われている[16]。mirtazapineもこの流れに沿う抗うつ薬である。また,SSRIよりも更に選択性を高めた5-HT$_{1A}$アゴニストと5-HT$_{2A/2C}$アンタゴニストの作用をあわせもつ薬剤(前臨床であるがBIMT 17など)も開発されている[4]。最近開発の進められているセロトニンあるいはノルアドレナリン関連の新規抗うつ薬の現況を表2,3にまとめた。

f. RIMAs (Reversible Inhibitors of Monoamine Oxidase A)

MAO阻害薬はimipramineと並ぶ抗うつ薬の原点である。しかし,その使い勝手の悪さ(副作用あるいは副作用防止のための食事内容の制限など)ゆえに,繁用されるには至らなかった。それでも,欧米では非定型うつ病を中心に使用されてきた。従来のMAO阻害薬はMAOA,MAOB両方のアイソザイムに対して非可逆的に阻害作用を示し,これが重篤な副作用を生み出す原因であった。MAOIのこのような弱点を解決するべく新規MAOIの開発が行われている。MAOAの選択的かつ可逆的阻害薬であるRIMAがそれである。従来のMAOIと異なり,食餌中のチラミンに影響を受けることがないので,食餌制限の必要もなく,高血圧などの副作用も見られない。ただし,SSRIとの併用でセロトニン症候群が生じる可能性があるので注意が必要(併用禁忌)である。これまでのところ,もっとも臨床知見が集積されているRIMAはmoclobemideである。ち

表2 新規抗うつ薬開発の現況（セロトニン関連）

構造	名称	開発の現況
5-HT＋NE reuptake blockade	Venlafaxine NR	徐放性製剤
	Milnacipran	〃
5-HT$_2$ antagonist＋ 5-HT reuptake blockade	Nefazodone	米国では承認，日本では開発中止
	YM-992	第II相（欧，米，日本）
5-HT reuptake enhancer	Tianeptine	第II相
5-HT＋DA reuptake blockade	Minaprine	第II相
Pure 5-HT antagonists	Ritanserin	抗うつ薬としては中止 別の薬物としては第II相
5-HT$_2$/5-HT$_{1A}$ antagonists	BIMT-17	第II相

5-HT＝5-hydroxytryptamine (serotonin), NE＝norepinephrine, DA＝dopamine

表3 新規抗うつ薬開発の現況（ノルアドレナリン関連）

構造	名称	開発の現況
NE reuptake inhibition	155 U 88	第I相
	Reboxetine	第III相，英国で承認
α_2 antagonist plus 5-HT$_2$, 5-HT$_3$ antagonist Second Messenger β agonist	Mirtazapine	米国で承認（1996）
	Rolipram	第II相
	SR 46349	第II相（欧，米）
	SR 57227	第I相
	SR 58611	第II相（米）
NE/DA reuptake inhibition	Bupropion SR	徐放性製剤

NE＝norepinephrine, DA＝dopamine

なみに moclobemide はヨーロッパでは市販されているが米国では開発が中止されており，わが国では臨床治験の途上にある。moclobemide の抗うつ薬としての有用性については一定の評価がなされている[12]が，最近さらに選択性の高い RIMA の開発が行われており，期待が高まっている。Befloxatone はその代表的薬剤であり，米国では現在，II相試験が行われている。前臨床試験の成績は従来の MAOI，TCA，moclobemide，SSRI のいずれよりも優れている[5]。また，pindolol との併用で，抗うつ効果が投与後2日目に現れるという報告もあり，興味深い[15]。RIMAs 開発の現状（米国）を表4にまとめた。

3．モノアミン系以外の作用機序が想定される新規抗うつ薬

a．ニューロペプタイド関連薬剤

ニューロキニン1（NK 1）に属する substance P は痛みとの関連で多くの研究がなされてきたが，最近では SP 受容体のアンタゴニストに抗うつ作用があることが報告され，注目を集めている。NK 1受容体をノックアウトしたマウスを用いた研究から，SP がストレスに対する適応や情動行動に深く関与していることが明らかにされている[10]。また，母子分離モデルを用いたストレス

3. モノアミン系以外の作用機序が想定される新規抗うつ薬

表4　RIMAs 開発の現況

構　　造	名　　称	開発の現況
RIMA	Moclobemide	欧州で市販
		第II相（日）
	RS-8359	第II相（欧）
その他	Befloxatone	第II相
	Acetyl-L-Carnitine	第II相
	S-Adenosyl-methionine	第II相
	DHEA	
	（dehydroepiandrosterone)	第II相
	Inositol	第II相

RIMA＝Reversible inhibitor of monoamine oxidase A.

　実験において，SP アンタゴニストは抗うつ薬あるいは抗不安薬と同様の抗ストレス作用を示した[19]。NK 1 受容体に高い親和性と選択性を示す MK-0869 は新規抗うつ薬として開発が進められている。6 週間の無作為化比較試験が行われ，プラセボあるいは paroxetine との比較がなされたが，その結果，MK-0869 の抗うつ作用が確認され，同時に抗不安作用をも有することが明らかにされた[19]。

　一方，CRF もまた，うつ病の病態研究において中心的な対象である。うつ病やストレス関連障害において CRF が過剰に分泌されることが知られる[1]。CRF の受容体には CRFR 1 と CRFR 2 の 2 種類があるがストレス反応や不安は CRFR 1 によってコントロールされていると考えられている[29,25]。この CRFR 1 のアンタゴニストに抗うつ作用があるのではないかという仮説があり，いくつかのアンタゴニストが開発され，臨床研究が始まっている。

b．後シナプスの受容体以後の情報伝達系への作用薬

　これまでの新規抗うつ薬の開発は主として前シナプスに作用点を持つものを中心に進められてきた。さらに最近では，直接後シナプスの受容体に作用する薬剤も開発されつつあることはすでに述べた。抗うつ薬の多くが効果を現わすのに 2 週間程度の時間を要することから，これらの薬物は神経の可塑性のレベルに働き，遺伝子の転写調節のレベルで変化をもたらすような薬理効果を持っていることが推定される。実際，抗うつ薬の慢性投与は cAMP の upregulation を引き起こし，CREB（cAMP-response-element-binding protein）の発現を増加させる[21]。CREB によって制御される標的遺伝子はたくさん存在するが，その中で抗うつ薬の作用あるいはうつ病の病態との関連で注目されているのが brain-derived neurotrophic factor（BDNF）である。抗うつ薬の慢性投与が海馬の BDNF の発現を増加させ[21]，ストレスによる海馬ニューロンの萎縮を防止することが考察されている。今のところ，直接 BDNF の発現のみを促進させる薬剤の開発は行われていないが，近い将来にはその可能性も十分考えられる。cAMP の代謝に関与する酵素（PDE：phosphodiesterase）を阻害すると CREB の mRNA が増加するので，この機序から新たな抗うつ薬の開発に期待が寄せられている。rolipram は PDE の阻害剤であり，臨床試験も行われた[13]が副作用（嘔気）のために臨床応用は難しいかも知れない。

文 献

1) Arborelius L, Owens MJ, Plotsky PM, et al (1999) The role of corticotropin-releasing factor in depression and anxiety disorders. J Endocrinol 160：1-12
2) Blier P, Bergeron R (1997) The use of pindolol to potentiate antidepressant medication. J Clin Psychiatry 59(suppl 5)：16-23, 24-25
3) Bordet R, Thomas P, Depuis B (1998) Effect of pindolol on onset of action of paroxetine in the treatment of major depression：intermediate analysis of a double-blind, placebo-controlled trial. Am J Psychiatry 155：1346-1351
4) Borsini F, Cesana R, Kelly J, et al (1997) BIMT 17：a putative antidepressant with a fast onset of action？ Psychopharmacology 134：378-386
5) Caille D, Bergis OE, Fankhauser C, et al (1998) Befloxatone, a new reversible and selective monoamine oxidase-A inhibitor. II Pharmacological profile. J Pharmacol Exp Ther 277：265-277
6) Cutler NR, Sramek JJ, Kashkin K, et al (1994) Efficacy trial of A 75200 in patients with major depressive disorder. Biol Psychiatry 35：679
7) Davis R, Whittington X, Bryson HM (1997) Nefazodone：a review of its pharmacology and clinical efficacy in the management of major depression. Drugs 53：608-636
8) de Boer T, Maura G, Raiteri M, et al (1988) Neurochemiacal and autonomic pharmacological profiles of the 6-aza-analogue of mianserin, ORG 3770 and its enantiometers. Neuropharmacology. 27：399-408
9) de Boer T (1995) The effects of mirtazapine on central noradrenergic and serotonergic neurotransmission. Int Clin Psychopharmacol 10：19-24
10) De Felipe C, Herrero JF, O'Brien JA, et al (1998) Altered nociception, analgesia and aggression in mice lacking the receptor for substance P. Nature 392：394-397
11) Fischer P, Tauscher J, Kufferle B, et al (1998) Weak antidepressant response after buspirone augmentation of serotonin reuptake inhibitors in refractory severe depression. Int Clin Psychopjarmacol 13：83-86
12) Fitton A, Faulds D, Goa KL (1992) Moclobemide：a review of its pharmacological properties and therapeutic use in depressed illness. Drugs 43：561-596
13) Fleischhacker WW, Hinterhuber H, Bauer H, et al (1992) A multicenter double-blind study of three different doses of the new cAMP phosphodiesterases inhibitor rolipram in patients with major depressive disorder. Neuropsychobiology 26：59-64
14) Haddjeri N, Blier P, de Montigny C (1995) Noradrenergic modulation of central serotonergic neurotransmission：acute and long-term actions of mirtazapine. Int Clin psychopharmacol 10：11-18
15) Haddjeri N, de Montigny C, Curet O, et al (1998) Effect of the reversible monoamine oxidase-A inhibitor befloxatone on the rat 5-hydroxytryptamine neurotransmission. Eur J Pharmacol 343：179-192
16) Hatanaka K, Nomura T, Hidaka K, et al (1997) Biochemical profile of YM 992, a novel selective serotonin reuptake inhibitor with 5-HT_{2A} receptor antagonistic activity. Neuropharmacology 35：

文　献

1621-1626

17) Janssen P (1987) Does ritanserin, a potent serotonin S 2 antagonist, restore energetic function during the night ?　J R Soc Med 80：409-413

18) 上島国利, 田所千代子, 田島　治 (1996) 抗うつ薬. 三浦貞則監修：精神治療薬大系第3巻「抗うつ薬, 抗躁薬, 抗てんかん薬, 抗パ薬, 漢方薬他」星和書店, 東京, pp 107

19) Kramer MS, Cutler N, Feighner J, et al (1998) Distinct mechanism for antidepressant activity by blockade of central substance P receptors. Science 281：1640-1645

20) Landen M, Bjorling G, Agren H, et al (1998) A randomized, double-blind, placebo-controlled trial of buspirone in combination with an SSRI in patients with treatment refractory depression. J Clin Psychiatry 59：664-668

21) Nibuya M, Nestler EJ, Kvetnansky R, et al (1996) Chronic antidepressant administration increases the expression of cAMP response element binding protein (CREB) in rat hippocampus. J Neurosci 16：2365-2372

22) Perez V, Soler J, Puigdemont D, et al (1999) A double-blind, randomized, placebo-controlled trial of pindolol augmentation in depressive patients resistant to serotonin reuptake inhibitors. Arch Gen Psychiatry 56：375-379

23) Samuelian JC, Hackett D (1998) A randomized, double-blind, parallel group comparison of venlafaxine and clomipramine in out patients with major depression. J Psychopharmacol 12：273-278

24) Schildkraut JJ (1965) The catecholamine hypothesis of affective disorders ; a review of supporting evidence. Am J Psychiatry 122：509-522

25) Smith GW, Aubry JM, Dellu F, et al (1998) Corticotropin releasing factor receptor 1-deficient mice display decreased anxiety, impaired stress response, and aberrant neuroendocrine development. Neuron 20：1093-1102

26) Stahl SM (1996) Essential Psychopharmacology. Cambridge University Press, New York, NY

27) Staner L, Kempenaers C, Simonet MP, et al (1992) 5-HT_2 receptor antagonism and slow-wave sleep in major depression. Acta Psychiatr Scand 86：133-137

28) Tignol J, Pujol-Domenech J, Chartres JP, et al (1998) A double-blind study of the efficacy and safety of milnacipran and imipramine in elderly patients with major depressive episode. Acta Psychiatry Scand 157-165

29) Timpl P, Spanagel R, Sillaber I, et al (1998) Impaired stress response and reduced anxiety in mice lacking a functional corticotropin-releasing hormone receptor 1. Nat Genet 19：162-166

第7章 電気けいれん療法とTMS

　電気けいれん療法（electroconvulsive therapy, ECT）が誕生してから60年が経過した。当初精神分裂病に対して使用されたECTは，うつ病に対する有効性が判明し多くの症例に用いられた。抗うつ薬の発見によりECTの使用頻度が減少したが，薬物治療抵抗性のうつ病や高齢者のうつ病に対する治療が問題となる中で，最近ECTが再評価されている。現在では安全性を高めるために，筋弛緩薬と麻酔薬を用いた無けいれん性（修正型）ECTが総合病院を中心に広く行われるようになっている。しかしながら，ECTに際しては麻酔が必要であり，記憶・認知障害の頻度が少なくないことから，ECTに代わりうる治療法が求められてきた。近年うつ病の脳機能障害を局在させることが進展する中で，経頭蓋磁気刺激（transcranial magnetic stimulation, TMS）が注目されている。現在は実験段階の治療ではあるが，外来で容易に行うことができることと，副作用がほとんどないことから期待がもたれている。さらには，治療抵抗性のうつ病に対して迷走神経刺激（vagal nerve stimulation, VNS）も実施されている。

　うつ病の病態生理の研究は，分子生物学的な手法の進展とともに，抗うつ薬の作用機序の解明を中心に行われてきた。神経伝達物質から受容体，細胞内情報伝達，核内情報伝達さらには遺伝子情報へと対象がミクロ化している。しかしながら，うつ病は脳を中心とする身体の疾患であることを忘れてはならず，病態に関与する神経回路網や責任部位を追求する試みも重要だと考えられる。最近の画像診断の技術は生体脳の機能を直接見ることを可能にしている。その意味で，ECTやTMS（さらにはVNS）の作用機序を検討することは，うつ病をマクロ的にとらえ直す機会を与えてくれる。もちろん，マクロとミクロの両観点からうつ病を検討することが大切であることはいうまでもない。

　本章ではECTとTMSの概要を述べた後に，両者の作用機序を検討する。この際，抗うつ薬との比較も行うこととする。また，VNSについてもふれておく。

1．ECTの歴史と改良（表1）

　ショウノウを用いたけいれん療法は既に1931年にMedunaにより精神分裂病に対して行われていた。電気を用いて全身けいれんを誘発するECTは1938年にCerlettiとBiniにより精神分裂病患者に対して適用された。しかし，うつ病に対して劇的な効果を示すことがまもなく確認された。ECTに伴う不安や恐怖心を軽減するための静脈麻酔薬と骨折を防ぐための筋弛緩薬を併用する無けいれん性ECTが完成したのは1952年である。わが国でも1958年に無けいれん性ECTの報告があるものの，一般的にはならず，薬物療法の進展によりECTの施行頻度は減少していた。しかし，1980年代以降総合病院を中心に無けいれん性ECTが再び広まっている。欧米ではECTの副

表1　ECTの改良

静脈麻酔薬と筋弛緩薬の使用
電極配置の工夫（劣位半球片側性，前頭部両側性など）
パルス波治療器の導入
刺激条件の工夫（投与電気量，パルス幅など）

作用である記憶・認知障害を軽減する努力が続けられており，電極配置を劣位半球片側性や前頭部両側性にする方法が広まっている。さらには，従来のサイン波治療器に比べて記憶・認知障害が少ないパルス波治療器が導入され一般的になっている。この治療器では，投与電気量，パルス幅，パルス周波数などを調整することにより，科学的にECTを行うことが可能である。また，付属した脳波計により，発作のモニターやECT治療の質の判定が行われる。残念ながら，わが国ではサイン波治療器しか認可されておらず，ECTが科学的に行われているとはいいがたい[24]。

2．うつ病に対するECTの臨床効果

ECTの抗うつ効果は模擬ECT，プラセボ，三環系抗うつ薬，モノアミン酸化酵素阻害薬のいずれにも勝る治療法であることが示されている[11]。最近の話題は，抗うつ効果を高めながら副作用である認知障害をいかに軽減するかという点に集中している。もちろん，ECTの頻度を週3回から週2ないし1回にすることは大切である。1993年Sackeimらは，劣位半球片側性と両側性のECTを低エネルギーと高エネルギーで比較し，片側性ECTの認知障害は両側性より少ないが，うつ病に対する治療効果は両側性より劣り，高エネルギー（けいれん閾値の2.5倍以上）刺激が必要であることを報告している[27]。彼らのごく最近の報告でも，片側性ECTの抗うつ効果を高めるためには，けいれん閾値の5倍のエネルギーを投与する必要のあることが示されている[30]。また，両側性ECTの認知障害を軽減する方法として，電極を前頭部に配置する方法が見直されている。この両側前頭部ECTの抗うつ効果は両側側頭部の電極配置と差がないことが示されている[1]。

前述のようにわが国ではパルス波治療器が認可されておらず，ECTについて国際的な議論ができない状況にある。筆者らは，国立精神・神経センター倫理委員会の承認のもとで，患者本人の文書による同意を得てパルス波治療器をうつ病治療に使用している。薬物治療抵抗性の患者に対して抗うつ効果を示すとともに，最終ECTから1週間後の記憶・認知機能に変化を認めていない。この中には，せん妄や健忘のために，従来の治療器によるECTを中断せざるをえなかった高齢者2名も含まれている[23]。

3．ECTの作用機序

ECTの作用機序についての研究をまとめることは至難の技である。一方では，神経化学ないしは分子生物学的手法を用いて多くの動物実験が行われている。ヒトの体液を用いた研究も少なくない。他方，生体脳の機能を非侵襲的に画像化することが可能となる中で，ECTの神経回路網に与

える影響も検討され始めている。

動物実験の問題点を指摘すれば，動物に electroconvulsive shock（ECS）を与えた研究ではけいれんや脳の低酸素状態の影響を検討しているにすぎない可能性が大きいことである。もちろん，けいれんの機構を解明することはECTの作用機序を明らかにする上で重要である。

a．神経化学および分子生物学的研究

1）神経伝達物質とその受容体

a）セロトニン（5-HT）系

ECSによりシナプス後部の5-HT_{1A}および5-HT_{2A}受容体機能が亢進するほか，海馬の5-HT_3受容体機能も亢進する。5-HTトランスポーターはECSで増加する。しかし，これらの変化は抗うつ薬慢性投与の結果とは必ずしも一致していない。また，ヒトの体液中の変化では，血小板の5-HT_{2A}受容体と5-HTトランスポーターの増加が示されている。しかし，トリプトファン欠乏食によりECT反応者のうつ症状は悪化しないことから，シナプス前部の5-HTはECTの効果と関係しないことが推測される[21]。

b）ノルエピネフリン（NE）系

青斑核のチロシン水酸化酵素の messenger RNA（mRNA）発現はECSにより増加し，この変化は長期に持続する。抗うつ薬と同様に，反復性のECSは大脳皮質のβ受容体遺伝子発現を減少させ，α_2受容体の感受性低下とα_1受容体機能の亢進を引き起こす。しかしながら，ヒト体液中のNE代謝の変化は認められていない[21]。

c）ドーパミン（DA）系

反復性のECSによりDAの合成と代謝は亢進すると考えられている。ECSはDAの自己受容体機能を低下させることにより，DA作動系の機能を亢進する。また，D_1およびD_2受容体のmRNAは側座核で一過性に増加することが示されている[21]。

d）γ-アミノ酪酸（GABA）系

反復性のECSはGABA濃度やGABA合成酵素であるグルタミン酸脱炭酸酵素活性を増加させ，$GABA_B$受容体数を増加させる。ECSは$GABA_A$受容体遺伝子発現を増加させる。ヒトの血漿中GABAはECTにより減少すると報告されたが，最近の magnetic resonance spectroscopy（MRS）を用いた研究では，後頭葉のGABA濃度の増加が示されている[21]。

e）グルタミン酸系

ECSにより各種受容体のmRNAの変化が報告されているが，一過性のものが多い。代謝I型グルタミン酸受容体の感受性の低下，カイニン酸KA1受容体mRNAの発現減少とKA2受容体mRNAの発現増加などが報告されている[21]。

f）神経ペプチドおよび下垂体ホルモン

反復性のECSによりソマトスタチン，ニューロペプチドYおよび thyrotropin-releasing hormone（TRH）の免疫活性とmRNAは比較的長期にわたり増加する。このほか，視床下部室傍核の corticotropin releasing hormone（CRH），弓状核の副腎皮質刺激ホルモン（corticotropin, ACTH）やβ-エンドルフィンの前駆体である proopiomelanocortin，さらに側座核と視床下部腹

内側核の proenkephalin 遺伝子発現がそれぞれ増加する。ECT により CSF 中のソマトスタチンとニューロペプチド Y の免疫活性が増加し，β-エンドルフィンと CRH は減少する[21]。

　2）細胞内情報伝達系

　ECS や抗うつ薬の慢性投与により，アデニル酸シクラーゼ系，フォスファチジルイノシトール系，さらにはグルタミン酸受容体を介して海馬の cAMP response element binding（CREB）の発現と機能が亢進する。ECS 反復処置後の海馬では，$G_s\alpha$ と $G_i\alpha$ の mRNA は減少し，$G_o\alpha$ の mRNA は増加する。うつ病患者単球の G_s および G_i タンパクの機能と免疫活性低下は ECT により正常化し，この変化は臨床的な改善に先行すると報告されている[21]。

　cAMP の分解酵素である phosphodiesterase（PDE）四のサブタイプ PDE 4 A と PDE 4 B の発現は前頭葉で増加し，その機序として cAMP が増加することに対する適応反応が推定されている[21]。

　3）神経栄養因子や細胞骨格蛋白

　脳由来神経栄養因子（brain-derived neurotrophic factor，BDNF）は大脳皮質や辺縁系に発現し，脳の発達，成熟神経細胞の生存やシナプス機能に大きな影響を与えている。BDNF とその受容体 trkB の mRNA 発現は ECS により海馬歯状回で増加する。これは抗うつ薬と同様の変化であり，慢性のストレスによる細胞障害を防ぐ可能性が指摘されている[5]。また，細胞骨格タンパクの一つである微小管関連蛋白，そのうちでも樹状突起に存在する MAP 2 の mRNA は歯状回で発現が増加し，この現象にはグルタミン酸受容体の活性化が関連すると考えられる[21]。

　図 1 に ECS が神経伝達物質シグナル伝達系に与える影響のモデルを示しておく。また，ECT のミクロな作用機序についての主な結果を**表 2** にまとめておく。

b．ECT と脳機能

　1）脳波に与える影響

　ECT 後に脳波は徐波化し，これが数週間続くとされる。この徐波化には抑制系の関与が考えられている。最近の研究の示すところでは，治療効果と関連する脳波変化として，前頭前野での顕著な発作波とそれに引き続く発作直後の強い抑制が注目されている[21]。

　2）脳血流や代謝に与える影響

　ECT の脳血流や脳機能に与える影響をまとめると，急性変化として，発作時脳血流やグルコース代謝が増加し，発作終了後は減少する。慢性効果では，前頭葉を中心に血流やグルコース代謝が低下する。最終 ECT から数日後の変化をみた最近の研究では，ほとんどの脳部位でグルコース利用が低下するのに対して，黒質を含む脳幹部の代謝のみが亢進していたことが示されている[21]。

　治療反応との関係では，急性の ECT は前頭部を中心に発作後の脳血流を低下させ，低下が顕著なものほど ECT の治療反応性は良好と報告されている。しかし，ECT 反応者では帯状回前部を中心に血流増加を認めたとする single photon emission tomography（SPECT）研究もある[21]。

　ECT の急性効果を $H_2{}^{15}O$ positron emission tomography（PET）により propofol 麻酔下で経時的に検討した筆者らの研究結果では，脳波上のけいれん出現時に一致して脳血流は全般的に増加するのに対し，発作後約 10～30 分では脳血流はほぼ発作前の値に戻っている[22]（**図 2**）。

慢性ECS処置の影響

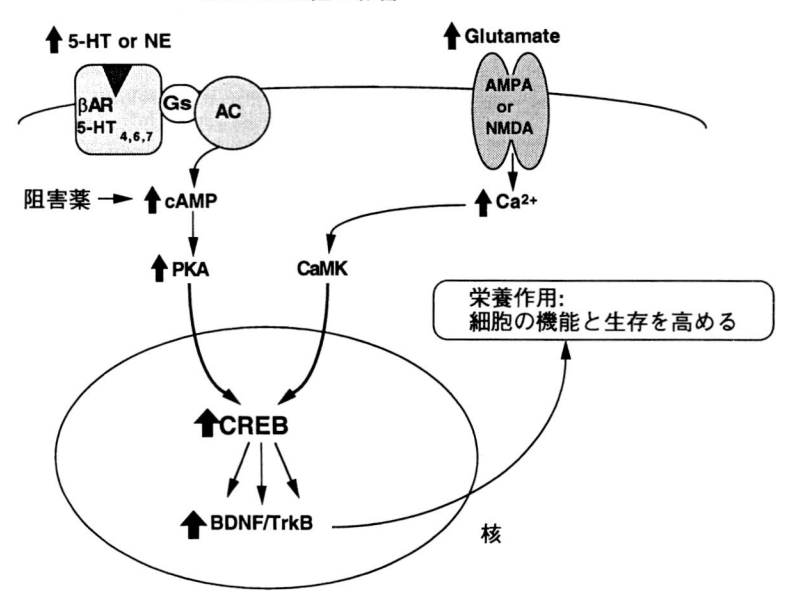

図1　慢性ECSの神経伝達物質シグナル伝達系に与える影響
(Duman and Vaidya[5]による)

AC, adenylyl cyclase；βAR, β-adrenoreceptor；CaMK, Ca^{2+}/cal-modulin-dependent protein kinase；5-HT, serotonin；$5\text{-}HT_{4,6,7}$, $serotonin_{4,6,7}$ receptor；NE, norepinephrine；PDE, phosphodiesterase；PKA, protein kinase A

表2　ECTのミクロ的作用機序

神経伝達物質
　　ドーパミン系の機能亢進
　　セロトニン系の機能亢進？
　　GABA濃度増加
　　ソマトスタチンやニューロペプチドY濃度増加
細胞内情報伝達
　　AC系の促進
　　CREBの発現増加
神経栄養因子
　　BDNFとtrkBの発現増加

c．ECTの作用機序の仮説

1）抗けいれん作用との関連

　ECTは抗けいれん作用があること，抗けいれん薬であるカルバマゼピンやバルプロ酸に気分安定作用があることなどから提唱されている[29]（表3）。神経伝達物質ではGABAなどのアミノ酸やニューロペプチドYなどの神経ペプチドの関与が推定される。電気刺激によらない化学的物質によるけいれん療法が効果を示すという点から考えても，全般性けいれんの機構とECTの作用機

3．ECTの作用機序

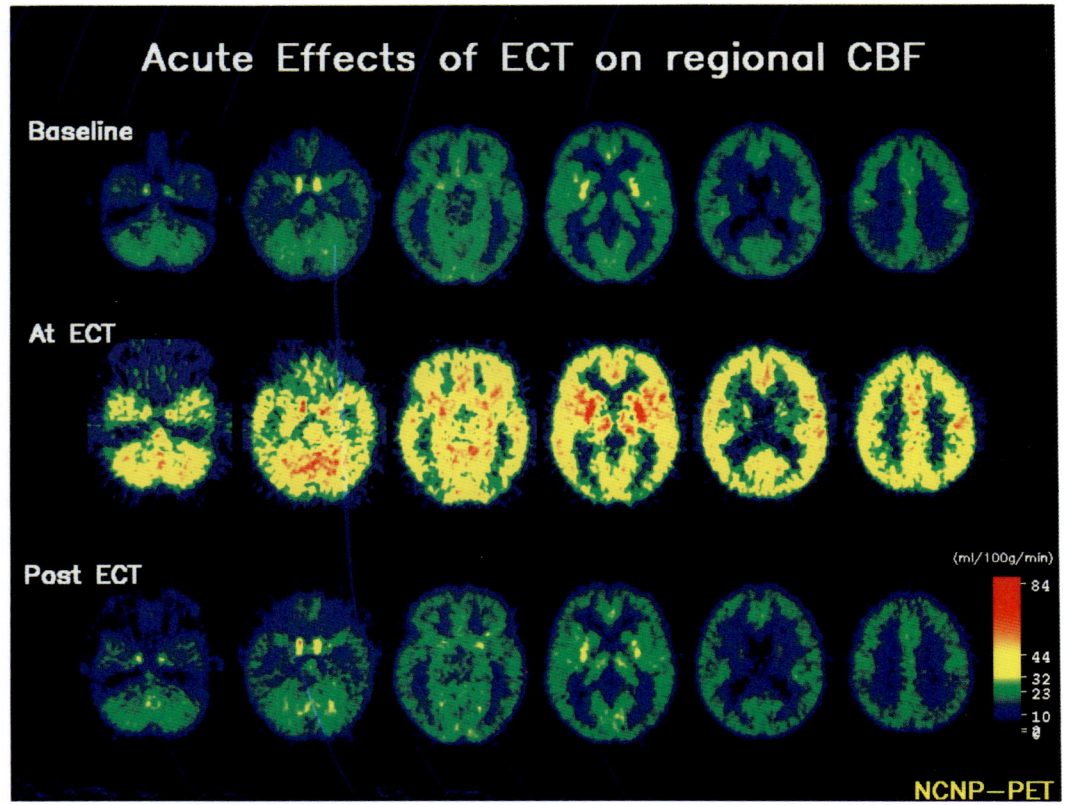

図2　局所脳血流に与えるECTの急性効果（5人の結果を標準脳に移した平均値）
　麻酔下（propofol）では脳血流はびまん性に低下している（Baseline）。ECTにより脳血流はびまん性に増加し（At ECT），ECT後10〜30分でほぼ元の値に戻っている（Post ECT）。

表3　ECTの抗けいれん作用（Sackeim[29]による）

1．治療経過中のけいれん閾値の上昇
2．治療経過中のけいれん時間の短縮
3．発作時および発作直後の脳波における抑制過程の発現
4．脳血流とグルコース代謝率の変化
5．脳波上の徐波（δ波）の増加と持続
6．てんかんの動物モデルでの抗けいれん作用
7．ヒトの難治性てんかんや重積発作での抗けいれん作用
8．抑制系の神経伝達物質や神経ペプチドの伝達促進

序の関連についてはさらに検討する余地がある。
　2）脳幹・間脳仮説
　インシュリン療法，カルジアゾール療法，ECTのいずれにも共通している奏効機転の一つは意識喪失であり，意識中枢に関連して脳幹，特に間脳に対する電気刺激がECTの奏効機転として重視されていた[21]。うつ病の病態生理との関連からも，視床下部をECTの作用部位と考える研究者は少なくない[28]。実際，ECTによりプロラクチン，ACTH，オキシトシン，アルギニン・バゾプ

レッシンなどの下垂体ホルモンの分泌が増加する[21]。

3) King and Liston（1990）の仮説

ECTを含むけいれん療法の効果は非特異的であり，けいれんにより「非生理的な」脱分極を引き起こすことで，シナプス小胞内の神経伝達物質の異常な割合を修復するという仮説である[14]。病的な平衡状態から正常な平衡状態に変更するという考え方はイメージとしてはわかりやすく，心臓の除細動やコンピューターの再起動と類似している。

4) 筆者の研究

筆者らは，パルス波治療器によるECT施行時の局所脳血流をPETで経時的に測定した。発作が全般化するときは，小脳虫部，中脳〜橋被蓋，視床，大脳基底核，視床下部，海馬，扁桃体，大脳皮質で広範に血流増加するのに対して，発作が不発のときには小脳半球，小脳虫部，海馬，視床下部，側頭葉などの血流増加が目立つにとどまった（Motohashi et al, submitted）。発作が全般化することがECTの有効性と関係していることを合せ考えると[25,28]，脳幹網様体賦活系の活性化がECTの作用機序として重要だと思われる。ヤスパースは「ちょうど今の精神生活の全体を意識という。比喩的に考えると意識とは舞台のようなもので，そこへ精神現象が一つ一つ現われては消える。あるいは媒質，メディウムのようなもので，その中で各精神現象が動いている」と述べている[12]。あらゆる精神現象がおこる舞台としての「意識」に大きな影響をおよぼすことがECTの作用と関係していることが推測される。

4．TMSの歴史と原理

強力な磁気コイルに頭を入れたのは1896年のD'Arsonvalが最初と考えられている。この時，閃光，めまいや失神が報告されている。TMS類似の方法を神経精神疾患の治療に用いたのは1902年のPollacsekが最初とされているが，彼の用いた方法で実際に脳が刺激されていたかどうかは不明である。近代的なTMSの誕生は1985年であり，Bakerらが運動皮質を刺激している[7]。

TMSは，磁場の移動により近くの伝導体に電流が生じるというFaradayの法則を利用し，脳の特定の部位を非侵襲的かつ可逆的に傷害する方法である。関心部位上の頭部に磁気コイルをあて，コイルに短時間電流を流すと磁場が形成され，これが弱まらずに皮膚や頭蓋を通過し，結果として脳内に電流が生じる。TMSの磁場の強さは2T程度と考えられている[6]。

単発刺激に対する反復性刺激（repetitive TMS, rTMS）は，1Hzを越える頻度の高頻度またはfast rTMSと1Hz以下の低頻度またはslow rTMSに分類される。高頻度刺激に比較し低頻度刺激の方が安全性は高いと考えられている。運動系については，5〜10Hzの高頻度刺激が運動皮質の興奮性を一過性に高めるのに対し，低頻度刺激は運動皮質の興奮性を一過性に低下させることが示されている[6]。

TMSの条件を**表4**に示しておく。

表4　TMSの条件

刺激の連続性：単発か反復性か
刺激頻度：高頻度か低頻度か
刺激強度：運動閾値の何％か
刺激の一連なり（train）
train の間隔
train の総数
刺激部位

5．うつ病に対するTMSの臨床効果

a．単発刺激

初期の報告は頭頂部に低頻度の刺激を与えるものであり，同時に投与した抗うつ薬の反応性を高めるなどの抗うつ効果が示されている。最近では，右前頭葉の刺激により抗うつ効果を認めたとする報告もある。単発刺激は安全性が高いため，今後の二重盲険試験での結果が注目される[17]。

b．反復刺激

うつ病の責任病巣を左の背外側前頭前野に求める考えを基礎に，同部位を高頻度で刺激する方法が主流となった。薬物治療低抗性の患者を中心にオープン試験を行い，ハミルトンうつ病評価尺度の得点が20〜40％程度減少することが報告されている[17,31]。ECTとの比較では，精神病症状に対する効果がrTMSでは劣るものの，精神病症状を伴わないものでは両者の効果は同等と報告されており，重症例にも効果を示す可能性がある[10]。

比較対照試験の結果では，左背外側前頭前野を高頻度で刺激することにより，ある程度の抗うつ効果が認められるとするものが多いが，効果を認めないとする報告もある[4,18]。対照群のコイルをどこに置くかによっても，反応率が変化する可能性が指摘されている[19]。さらには，右背外側前頭前野の低頻度rTMSについても，有効性を示した報告があり[15,20]，左右のどちらを刺激した方が効果を示すのか結論は得られていない。前述のように，低頻度刺激が脳機能を抑制し，高頻度刺激が脳機能を促進すると考えると，うつ病では背外側前頭前野の機能が右で亢進し，左で低下していると推定することが可能かもしれない。

最近の報告を**表5**にまとめておく。

c．有害事象

これまでけいれん発作が少数報告されているが，いずれも刺激が閾値を越えた場合であり，発作は一過性である。筋緊張性頭痛の報告は10〜20％に認められている。前頭部刺激で強く，刺激の強度，周波数や持続時間と関係している。認知障害の報告がごく少数あるものの，高頻度刺激を長期間与えたときであり，けいれん発作との関連も推測されている[16]。

表5 うつ病に対する最近のTMS研究

部位	対照数	刺激頻度	薬物治療抵抗性	治療期間(週)	改善率(%)	有害事象	有意差	文献
オープン試験								
右	8	低	−	2	42	−		20)
左	10	高	＋	2	41	頭痛 (30%)		31)
左	20	高	＋	4	40	頭痛 (25%)		10)
二重盲検交差試験								
左	12	高	−	2(+2)	23 −15(sham)	頭痛 (33%)	＋	
二重盲検試験								
右	36	低	−	2	47	顔面筋の収縮 (14%)	＋	15)
	34				22(sham)	頭痛 (9%)		
左	10	高	＋	2	34	頭痛 (55%)	＋	4)
	10				2(sham)			
左	9	高	＋	2	24?	頭痛 (17%)	−	18)
	9				24?(sham)			

改善率はハミルトンうつ病評価尺度の得点減少率を示す。−は増加を示す。
？：実際の数字がないため図より計算した。

6．TMSの作用機序

動物実験の結果では，ECSとrTMSはいずれも強制水泳ストレスでの無動時間を延長し，アポモルフィン刺激による常同行動を増強する。これらはいずれも抗うつ薬と同様の作用である。さらには，rTMSが脳内βアドレナリン受容体を減少させ，セロトニン 5-HT$_{2A}$ 受容体を減少させるという報告もある[3]。

最初期遺伝子を用いた研究の示すところでは，ECSとrTMSにより活性化される脳部位には差がある。ECSでは大脳皮質や海馬の神経活動が亢進するのに対して，rTMSでは視床の室傍核や視交叉上核での活動亢進が顕著であることが報告されている[13]。

ヒトの脳血流やグルコース代謝に与えるTMSの影響については，研究が始まったばかりである。PETを用いた脳血流の変化については，左前頭前野の 1 Hz 刺激により，尾状核，眼窩前頭葉や小脳の血流低下が示されている。SPECT研究では，左背外側前頭前野の 20 Hz の高頻度刺激により，同部位に加えて，帯状回前部や眼窩面前頭前野の血流が低下し，脳幹部や小脳の血流は増加することが報告されている[8]。以上の画像研究の結果からは，低頻度刺激は抑制性に作用し，高頻度刺激は興奮性に作用すると単純な結論を出すことができない。神経回路網についての検討がますます必要と思われる。

ECTとrTMSの作用機序の比較を図3に示しておく。

図3　発作とrTMSによる病的または治療的適応の差についての仮説
(Post et al[25]による)
発作の全般化に伴う代償機構がECTの作用機序と考えられている。これに対して，rTMSは直接的に治療効果を示す。

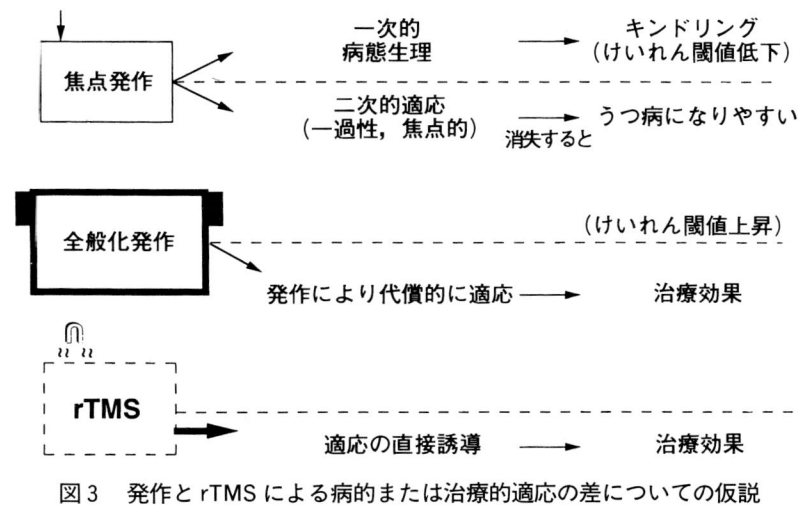

7．迷走神経刺激（vagal nerve stimulation, VNS）

VNSは，NeuroCybernetic Prosthesis（NCP）Systemを用いて迷走神経を連続的に刺激する方法であり，欧米では1990年代より難治性部分発作の治療に認可されている。てんかん患者の治療中に気分の改善を認めるものがいたことから，難治性うつ病の治療に用いることが考慮された[9]。

a．VNSの実際

NCP Systemは，心臓のペースメーカー同様に左胸腔内に埋め込まれ，双極性の導線が皮下を通り，左頸部の迷走神経に巻きつけられる。この手術は現在外来でも行うことができる。刺激条件は胸郭外から変更可能であり，さらには，磁石により胸郭外から刺激を中止できる[9]。

b．難治性うつ病に対するVNS

うつ病治療に用いられるようになった理由としては，1）VNSが発作頻度の変化とは関係なくてんかん患者のうつ症状を軽減する，2）VNSにより脳幹部や辺縁系の血流が変化することがPET研究で示されている，3）抗けいれん薬やECTに気分安定作用がある，4）VNSはセロトニン，ノルエピネフリン，GABA，グルタミン酸といったうつ病に関係すると考えられる神経伝達物質を変化させる，などがあげられる[9]。最低2種類の薬物による強力な薬物療法に反応しない30名の大うつ病エピソード患者に10週間のVNSを施行した最初のオープン試験の結果では，40％に反応（ハミルトンうつ病評価尺度などの得点が50％以上減少）が認められている[26]。

c. VNSの作用機序

迷走神経は孤束核との連絡を介して多くの脳領域と関連している。孤束核からは，1）延髄の網様体への投射と 2）結合腕傍核や青斑核を介しての前脳部への上行性の投射が知られており，特に後者は視床下部，扁桃体などと密接に連絡している。VNS は孤束核の GABA やグルタミン酸を変化させることで，辺縁系の機能に影響を与えると考えられている[9]。

難治性うつ病に対する VNS の有効性が報告されたことにより，うつ病の病態生理や治療法に新たな視点が提供された。パーキンソン病の高頻度の深部脳刺激による治療中，左の黒質の刺激により一過性のうつ状態（大うつ病の基準を満たす）の出現したことが最近報告されている[2]。このことからも，脳幹部を含んだ神経回路網がうつ病の病態生理に関与している可能性が示唆される。

文　献

1) Bailine SH, Rifkin A, Kayne E, et al (2000) Comparison of bifrontal and bitemporal ECT for major depression. Am J Psychiatry, 157：121-123.
2) Bejjani B-P, Arnulf I, Thivard L, et al (1999) Transient acute depression induced by high-frequency deep-brain stimulation. N Eng J Med, 340：1476-1480.
3) Belmaker RH, Einat H, Levkovitz Y, et al (2000) TMS effects in animal models of depression and mania. Implications of hippocampal electrophysiology. In：Transcranial Magnetic Stimulation in Neuropsychiatry (eds George MS and Belmaker RH). American Psychiatric Press, pp 99-114.
4) Berman RM, Narasimhan M, Sanacora G, et al (2000) A randomized clinical trial of repetitive transcranial magnetic stimulation in the treatment of major depression. Biol Psychiatry, 47：332-337.
5) Duman RS and Vaidya VA (1998) Molecular and cellular action of chronic electroconvulsive seizures. J ECT, 14：181-193.
6) George MS, Lisanby SH and Sackeim HA (1999) Transcranial magnetic stimulation. Application in neuropsychiatry. Arch Gen Psychiatry, 56：300-311.
7) George MS and Belmaker RH (2000) Historical Overview. In：Transcranial Magnetic Stimulation in Neuropsychiatry (eds George MS and Belmaker RH). American Psychiatric Press, pp 1-12.
8) George MS, Lorberbaum JP, Nahas Z, et al (2000) TMS and neuroimaging. In：Transcranial Magnetic Stimulation in Neuropsychiatry(eds George MS and Belmaker RH). American Psychiatric Press, pp 253-268.
9) George MS, Sackeim HA, Rush AJ, et al (2000) Vagus nerve stimulation：A new tool for brain research and therapy. Biol Psychiatry, 47：287-295.
10) Grunhaus L, Dannon PN, Schreiber S, et al (2000) Repetitive transcranial magnetic stimulation is as effective as electroconvulsive therapy in the treatment of nondelusional major depressive disorder：An open study. Biol Psychiatry, 47：314-324.
11) Janicak PG, Davis JM, Gibbons RD, et al (1985) Efficacy of ECT：A meta-analysis. Am J Psychiatry, 142：297-302.

文 献

12) Jaspers K (1913) Allgemeine Psychopathologie für Stüdierende, Ärzte und Psychologen, Verlag von Julius Springer (西丸四方訳 (1971) 精神病理学原論, みすず書房).
13) Ji R-R, Schlaepfer TE, Aizenman CD, et al (1998) Repetitive transcranial magnetic stimulation activates specific regions in rat brain. Proc Natl Acad Sci USA, 95：15635-15640.
14) King BH and Liston EH (1990) Proposals for the mechanism of action of convulsive therapy：A synthesis. Biol Psychiatry, 27：76-94.
15) Klein E, Kreinin I, Chistyakov A, et al (1999) Therapeutic efficacy of right prefrontal slow repetitive transcranial magnetic stimulation in major depression. A double-blind controlled study. Arch Gen Psychiatry, 56：315-320.
16) Laberbaum JP and Wassermann EM (2000) Safety concerns of TMS. In：Transcranial Magnetic Stimulation in Neuropsychiatry (eds George MS and Belmaker RH). American Psychiatric Press, pp 141-161.
17) Lisanby SH and Sackeim HA (2000) TMS in major depression. In：Transcranial Magnetic Stimulation in Neuropsychiatry (eds George MS and Belmaker RH). American Psychiatric Press, pp 185-200.
18) Loo C, Mitchell P, Sachdev P, et al (1999) Double-blind controlled investigation of transcranial magnetic stimulation for the treatment of resistant major depression. Am J Psychiatry, 156：946-948.
19) Loo CK, Taylor JL, Gandevia SC, et al (2000) Transcranial magnetic stimulation (TMS) in controlled treatment studies：Are some "sham" forms active？ Biol Psychiatry, 47：325-331.
20) Menkes DL, Bodnar P, Ballesteros RA, et al (1999) Right frontal lobe slow frequency repetitive transcranial magnetic stimulation (SF r-TMS) is an effective treatment for depression：a case-control pilot study of safety and efficacy. J Neurol Neurosurg Psychiatry, 67：113-115.
21) 本橋伸高 (1999) 電気けいれん療法の作用機序. 臨床精神薬理, 2：1307-1313.
22) 本橋伸高, 高野晴成, 上間 武, 他 (1999) 電気けいれん療法の局所脳血流に与える影響-急性効果を中心に-. 日本神経精神薬理学雑誌, 19：396.
23) 本橋伸高, 高野晴成, 寺田 倫, 他 (2000) パルス波ECTによるうつ病の治療. 日本神経精神薬理学雑誌, 20：77-79.
24) 本橋伸高 (2001) ECTマニュアル. 医学書院.
25) Post RM, Kimbrell TA, McCann UD, et al (1999) Repetitive transcranial magnetic stimulation as a neuropsychiatric tool：present status and future potential. J ECT, 15：39-59.
26) Rush AJ, George MS, Sackeim HA, et al (2000) Vagus nerve stimulation (VNS) for treatment-resistant depressions：A multicenter study. Biol Psychiatry, 47：276-286.
27) Sackeim HA, Prudic J, Devanand DP, et al (1993) Effects of stimulus intensity and electrode placement on the efficacy and cognitive effects of electroconvulsive therapy. N Engl J Med, 328：839-846.
28) Sackeim HA (1994) Central issues regarding the mechanisms of action of electroconvulsive therapy：Direction for future research. Psychopharmacol Bull, 30：281-308.
29) Sackeim HA (1999) The anticonvulsant hypothesis of the mechanisms of action of ECT：Current status. J ECT, 15：5-26.
30) Sackeim HA, Prudic J, Devanand DP, et al (2000) A prospective, randomized, double-blind

comparison of bilateral and right unilateral electroconvulsive therapy at different stimulus intensities. Arch Gen Psychiatry, 57：425-434.
31) Triggs WJ, McCoy KJM, Greer R, et al (1999) Effects of left frontal transcranial magnetic stimulation on depressed mood, cognition, and corticomotor threshold. Biol Psychiatry, 45：1440-1446.

索　引

A

α_1阻害作用　55
α_2遮断薬　93
α_2受容体遮断　54
α サブユニット　4
アデニル酸シクラーゼ（AC）　3,4,59
アミトリプチリン　6
A-75200　94
ACTH　44
ADRG microarray　87
ADRG 遺伝子　87
Antidepressant Related Genes（ADRG）　85
AP-1 結合部位　64

B

β-エンドルフィン　103
ブレインバンク　8
ベータ-受容体ダウンレギュレーション　7
ベラパミル　43
微小管関連蛋白質　59
病態関連遺伝子　8
BDNF　7,97,103
Befloxatone　96
BIMT 17　95

C

Ca^{2+}/calmodulin dependent protein kinase（CaMK）　31
Ca^{2+}依存性プロテインキナーゼ C（PKC）　59
cAMP　3
cAMP response element（CRE）　64
cAMP response element binding protein　26
cAMP 依存性プロテインキナーゼ（PKA）　59
CaM キナーゼ II　64
CaM キナーゼ II 阻害薬　64
cDNA microarray 法　78
cDNA subtraction 法　78
c-fos　27
cGMP 依存性プロテインキナーゼ　45
CREB（cAMP-response-element-binding protein）　26,97,103
CREB リン酸化　29
CRF　97
CRFR 1　97
CRH　102,103

D

デキサメサゾン　44
大脳皮質の細胞障害　28
電気ショック　45
電気けいれん療法　100
DAT　63
differential cloning 法　76
differential display 法　60,78
DNA チップ法　78

E

ECT　100
electroconvulsive therapy　100
EST（expressed sequence tag）　78

F

フォスフォリパーゼ C　41
フォルスコリン誘導体　30
フッ化ナトリウム（NaF）　45
フルオキセチン　58
fast rTMS　106
FASTA 法　85
Fluparoxan　93
Functional Genomics　74

G

外傷後ストレス障害　26
グルコース代謝　103
ゲノム・プロテオーム研究　84
ゲノム創薬　74
ゲノム薬理学　73
5 HT_{1A}　95
5-HT_2受容体遮断　54
GDP　4
GeneBank/ENBL　85
Gi　4
GMS 417 Arrayer　88
GMS 418 Array Scanner　88
gPOC（genetically-based

point of care) 76
Gq 41
G蛋白質 4

H

反復性刺激 106
ヒトゲノム計画 73
片側性ECT 101
ホスホリパーゼC（PLC）3, 59
H_1阻害作用 55
$H_2{}^{15}O$ 103
H-P-A機能 43
HSC 49 86
HSC 70 85

I

イノシトールリン酸（IPs） 3
イノシトール三リン酸 31
遺伝学的投薬基準 76
遺伝子多型 74
遺伝子発現変化 26
イミプラミン 6, 91
インターロイキン 45
インヒビター1 32
Idazoxan 93
immediate early gene (IEG) 27
in situ hybplaneridization 法 85
inducible nitric oxide synthase；iNOS 45
inositol 1,4,5-trisphosphate 受容体 42

J

ジアシルグリセリド 59
ジデオキシ法 85
ジルチアゼム 43

K

海馬の萎縮 28
カルシウム拮抗薬 40
カルシニューリン 32
カルモデュリン依存性 64
カルモデュリン拮抗薬 64
経頭蓋磁気刺激 100
欠損 74
抗α_1性副作用 91
抗コリン性副作用 55, 91
抗ヒスタミン性副作用 91
コルチゾール 26

L

LightCycler 85

M

マイクロサテライト多型 74
ミアンセリン 54, 93
ミオシン軽鎖キナーゼ 64
ミオシン軽鎖キナーゼ阻害薬 64
ミルタザピン 93
ミルナシプラン 58
無けいれん性（修正型）ECT 100
ムスカリン受容体阻害作用 55
迷走神経刺激 100, 109
モノアミントランスポーター 53
モノアミン仮説 91
モノアミン再取り込み阻害作用 92
モノアミン前駆物質 55
MAOI 91
MAP 2 103
microtuble-associated proteins：MAPs 59
mirtazapine 93
moclobemide 95

N

難治性うつ病 92
2次メッセンジャー不均衡仮説 59
ニモジピン 43
ニューロペプチドY 102, 103
熱ストレス 45
脳血流 103
脳由来神経成長因子 7
NAT 63
NAT遺伝子発現量 65
NAT結合能 66
NA取り込み能 65
nefazodone 95
NeuroCybernetic Prosthesis (NCP) System 109
NO 45

O

オーダーメード医療 74

P

プロテインフォスファターゼ 32

索　引

プロテインフォスファターゼ 1（PP 1）　32
partial agonist　95
PDE：phosphodiesterase　97
PET　103
phosphodiesterase（PDE）　103
phosphodiesterase Ⅳ 阻害薬　30
pindolol　95
PKC（プロテインキナーゼ C）　4
PLC　4
proenkephalin 遺伝子　103
proopiomelanocortin　102
PTSD　26

R

リチウム　7, 48
リバース・ファーマコロジー　73, 77
リポポリサッカリド（LPS）　45
両側性 ECT　101
レセルピン　6
reboxetine　93
repetitive TMS　106
RIMAs　95
ritanserin　95
RNA-fingerprinting 法　60
rolipram　97
rTMS　106

S

サートラリン　58
細胞内・核内情報伝達系　26
細胞内カルシウム　40
三環系抗うつ薬（TCA）　91
死後脳　8
視床下部−下垂体−副腎皮質機能　43
シタロプラム　58
新規スプライシングバリアント　85
ステロイドホルモン　26
ストレス　26
生物情報技術（バイオ・インフォマティクス）　84
セチプチリン　54
セリン／スレオニンフォスファターゼ活性　33
セロトニン・ノルアドレナリン選択的再取り込み阻害薬（SNRI）　93
セロトニン-2 A 受容体　41
セロトニン症候群　95
選択的ノルアドレナリン再取り込み阻害薬　93
先天性遺伝子多型　74
相同性解析　85
挿入　74
促進性 G 蛋白質　4
ソマトスタチン　103
SERT　63

single nucleotide polymorphism, SNP　75
slow rTMS　106
SNRI　93
SPECT　103
SP アンタゴニスト　97
SSRI　91
substance P　96

T

単一塩基遺伝子多型　75
トリソミー　74
トロンビン刺激　45
transcranial magnetic stimulation, TMS　100, 106
TRH　102

V

vagal nerve stimulation, VNS　100, 109
VNTR（variable number of tandem repeat）　74

Y

抑制性 G 蛋白質　4
YM 35992　95

Z

髄液中 5-HIAA　40

© 2001 　　　　　　　　　　　　　　第1版発行　2001年3月15日

うつ病の薬理
脳科学研究の成果

　　　　　　　　　　　　　　　　　編著　樋 口 輝 彦

定価（本体 4,500 円＋税）

＜検印廃止＞

　　　　　　　　　　　　　発行者　服 部 秀 夫
　　　　　　　　　　　　　発行所　株式会社新興医学出版社
　　　　　　　　　　　〒113-0033 東京都文京区本郷6-26-8
　　　　　　　　　　　　　電　話　03 (3816) 2853
　　　　　　　　　　　　　FAX　03 (3816) 2895

印刷　株式会社春恒社　　ISBN 4-88002-288-8　　郵便振替　00120-8-191625

R 本書の全部または一部を無断で複写複製（コピー）することは，著作権法上での例外を除き，禁じられています。本書からの複製を希望される場合は，小社にご連絡下さい。